齐鲁彝庭儿科推拿

传·习·录

田健 杨克卫 王大明 王云超 主编

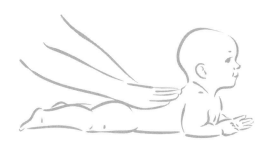

山东科学技术出版社

·济南·

图书在版编目（CIP）数据

齐鲁彝庭儿科推拿传习录 / 田健等主编 . -- 济南：山东科学技术出版社，2024.3
ISBN 978-7-5723-1744-6

Ⅰ.①齐… Ⅱ.①田… Ⅲ.①小儿疾病－按摩疗法（中医） Ⅳ.① R244.1

中国国家版本馆 CIP 数据核字（2023）第 146140 号

齐鲁彝庭儿科推拿传习录

QILU YITING ERKE TUINA CHUANXI LU

责任编辑：马　祥
装帧设计：孙小杰

主管单位：山东出版传媒股份有限公司
出 版 者：山东科学技术出版社
　　　　　　地址：济南市市中区舜耕路 517 号
　　　　　　邮编：250003　电话：（0531）82098088
　　　　　　网址：www.lkj.com.cn
　　　　　　电子邮件：sdkj@sdcbcm.com
发 行 者：山东科学技术出版社
　　　　　　地址：济南市市中区舜耕路 517 号
　　　　　　邮编：250003　电话：（0531）82098067
印 刷 者：济南乾丰云印刷科技有限公司
　　　　　　地址：济南市历城区孙村街道春晖路 688 号
　　　　　　邮编：250104　电话：（0531）88755566

规格：16 开（170 mm×240 mm）
印张：15.25　字数：227 千
版次：2024 年 3 月第 1 版　印次：2024 年 3 月第 1 次印刷
定价：58.00 元

编 委 会

主　编　田　健　杨克卫　王大明　王云超

副主编　刘美君　李秀峰　于丽明　刘秋根
　　　　高志强

编　委（按姓氏笔画排序）

　　　　王　丹　牛宇青　田大鹏　包汉生
　　　　张　婕　武　凤　赵中叶　赵丽娟

整理说明

于彝庭（1889—1955），山东黄县（今龙口市）人。其父为当地儿科名医，彝庭幼承庭训，精研儿科，尤擅儿科推拿之术，先后在东北地区及山东青岛业余行医。于彝庭1930年经青岛市社会局考试合格，领取行医执照，同年6月来济南行医，开展儿科推拿治疗，颇得群众赞誉。1935年在济南市普利街保安巷开办私立彝庭儿科推拿医术讲习所，自编讲义并传道授业，前后开办七期，共培养中医推拿医生二百余人，为培养中医人才、发扬推拿医术作出了一定贡献。

《齐鲁彝庭儿科推拿传习录》原题"彝庭小儿科推拿医术讲义"，是民国时期济南私立彝庭儿科推拿医术讲习所的自编讲义。本讲义参考了民国时期涂蔚生《推拿抉微》、何廉臣《小儿诊法要义》，以及清代张筱衫《厘正按摩要术》和熊应雄《小儿推拿广意》等书，结合于彝庭个人经验编辑而成。全书共分六卷，每卷编有目录，目录后为正文，第一卷前有作者序一篇，具体内容简介如下：第一卷为医理概要、察形色两部分；第二卷为审苗窍、指纹、脉法、问诊四部分；第三卷为闻诊、按诊、检诊、辨证四部分；第四卷为辨证、穴法、头面部穴位手法及主治说明、后头部穴法手法及主治说明、手臂部穴法手法及主治说明五部分；第五卷为手部臂部各穴手法、胸腹部各穴手法、腿足部各穴手法、十大手法及主治说明、脊背部穴位手法及主治说明、施术、诊察与调护、急救八部分；第六卷为初生、惊风、痫症、疳症、呕吐、泄泻、感冒、麻疹、霍乱、痢疾、疟疾、咳嗽、喘症、痰症等 25 个治疗门，每门下各病证治诊断出自《医宗金鉴》，治法上为于彝庭临床经验，值得学习。

本书所选底本为 1936 年《彝庭小儿科推拿医术讲义》蓝色油印本，参考《彝庭小儿推拿》（上、下册）抄本（内页题"彝庭小儿科推拿医术讲义"，内容系油印本卷一、卷二、卷三部分）校对而成。抄本补充了油印本卷二的大部分残缺部分，亦有少量缺字未能补充，实属憾事，待日后补全重订再版。原书为竖版繁体，今改为横版简体，校对过程中眥→眦、粪→粪、搧→扇、瘰疭→瘰疭、溇→泄等异体字已统一更改。原书中引用涂蔚生《推拿抉微》、何廉臣《小儿诊法要义》不影响文义的情况下遵原文未做改动，读者明鉴。

序

　　医之为艺甚难。儿科号曰哑科，自古尤难。书云：能治十男子，不医一妇人；宁治十妇人，不医一小儿。盖以小儿气血未充，体质娇嫩，每以调护不慎，最宜致病。呱呱褓襁，啼哭无端，疾痛痾痒，不能自言，其神怯形弱，脏腑柔脆，虚实寒热，转变甚速。医治毫厘出入，生死系之。凡世医恃以活人者，端赖药物，不知药之为物，误用固能伤人。小儿脏腑娇嫩，何能免其克伐与损伤。惟诊治婴儿之病，与成人不同，因其口不能言，脉无可恃，每以认症不确，杂药误投，恒遭①危险，小儿何辜，罹此浩劫，目睹耳闻，心实悯焉。本医谨受家传，复承名师指教，研究多年，专门小儿科安全推拿法治疗百病，以术代药，效理昭然。兹为免除药石之艰险，兼普及治疗起见，愿将所学，未可守秘，公之于社会，以抒夙志。今将引证与夫经验所得，加以参考，集页成帙，设所讲习。但卷内辞句多有欠整，另期仍求续为理顿。愿学者果能专心研究，益求精进，颇可引人入胜，将来此道得播，与保婴慈幼之功，不无小补焉。是为序。

民国二十五年（1936）元月五日
于彝庭序于济南普利街保安巷医寓

---

① 原文模糊，据文义改。

目 录

第四卷

第五卷

第六卷

第一卷

人体内外部之概略

夫人之有生，受气于父，成形于母，阴阳合而成其身。此一身之中，外部形体有五：头面一也，耳目口鼻二也，手足四肢三也，胸腹脊背四也，皮肉筋骨五也。内部有五脏，有六腑，及心外之护心脂，名之曰心包络，共计十二，以分六阴六阳，配合十二经。外有胸腹之任脉，脊背之督脉，周身总共十四经。此十四经之中，共有三百六十穴，三百六十五骨节。背部脊骨正中为督脉，脊骨共二十四骨节，名曰二十四椎，除去平肩以上之项间小骨三椎外，下余自脊上至尾骨总共二十一椎也。

脏腑之名称及地位。计有肺、心、胃、脾、肝、胆，均居于胸膈。肺居诸脏之上，胆在肝之短叶间，脾居胃之下傍，肺六叶，肝七叶，左肾右命门，居于腰间，即督脉十四椎下，如自尾骨上数，第七椎上即是，与前之腹脐相平也。命门居于肾之略下，膀胱在脐下小腹间，小肠大肠居于腹之中部，胃之下口即小肠之上口，小肠下口即大肠之上口。大肠下接直肠，即通肛门谷道。此节略言人体组织之大概也。凡人之身体内外各部位，关系生理极端重要。为学医者，首当明白识之，犹如用兵者，不可不明山河地势也。

五　脏

心、肝、脾、肺、肾。皆属阴。

六 腑

胃、胆、小肠、大肠、膀胱、三焦。皆属阳。

脏腑之相表里

肺与大肠　脾与胃　心与小肠　肝与胆　肾与膀胱　包络与三焦

五行相生

金生水　水生木　木生火　火生土　土生金

五行相克

金克木　木克土　土克水　水克火　火克金

脏腑之属五行

肺与大肠属金　脾与胃属土　心与小肠属火
肾与膀胱属水　肝与胆属木　包络与三焦属火

脏腑之属五色

肺与大肠为白色　脾胃为黄色　心与小肠为赤色
肝与胆为青色　肾与膀胱为黑色　包络与三焦为赤色

脏腑之属五味

肺与大肠属辛　脾与胃属甜　心与小肠属苦
肝与胆属酸　肾与膀胱属咸　包络与三焦属苦

脏腑十二经配合六阴六阳

手太阴肺　手阳明大肠　足阳明胃　足太阴脾

手少阴心　　手太阳小肠　　足太阳膀胱　　足少阴肾

手厥阴包络　　手少阳三焦　　足少阳胆　　足厥阴肝

心部解说

心部属于南方，南方生热，热生火，火生苦，苦生心。心者，君主之官，神明出焉。诸血皆属于心。心藏神，心开窍于耳，心之合脉也，其荣色也，其主肾也，心合小肠，小肠者，受盛之官^①。心在体为脉，在色为赤，在音为徵，在声为笑，在变动为忧，在窍为舌，在味为苦，在志为喜，其液为汗，其荣为色，其臭为焦，心恶热。忧愁思虑则伤心。

肝部解说

肝部属于东方，东方生风，风生木，木生酸，酸生肝。肝者，将军之官，谋虑出焉。诸筋皆属于肝。肝藏魂，肝开窍于目，肝之合筋也，其荣爪也，其主肺也。肝合胆，胆者，中精之府。肝在体为筋，在色为苍^②，在音为角，在声为呼，在变动为握，在窍为目，在味为酸，其液为泪，其华在爪，其臭为臊，肝恶风。悲怒气逆则伤肝。

脾部解说

脾部属于中央，中央生湿，湿生土，土生甘，甘生脾。脾者，谏议之官，知周出焉。肌肉皆属于脾。脾藏意，脾开窍于口，脾之合肉也，其荣唇也，其主肝也。脾合胃，胃者，五谷之府。脾在体为肉，在色为黄，在音为宫，在声为歌，在窍为口，在味为甘，在志为思，在液为涎，其荣为唇，其臭为香，脾恶湿。饮食劳倦则伤脾。

---

① 官：原为"官府"，据宽文三年（1663）《新刊补注释文黄帝内经素问》改。

② 苍：原为"仓"，据宽文三年（1663）《新刊补注释文黄帝内经素问》改。

肺部解说

肺部属于西方，西方生燥，燥生金，金生辛，辛生肺。肺者，相傅之官，治节出焉。诸气皆属于肺。肺藏魄，肺开窍于鼻，肺之合皮也，其荣毛也，其主心也。肺合大肠，大肠者，传导之府。肺在体为皮毛，在色为白，在音为商，在声为哭，在变动为咳，其窍为鼻，在味为辛，在志为忧，在液为涕，其荣为毛，其臭为腥，肺恶寒。形寒饮冷则伤肺。

肾部解说

肾部属于北方，北方生寒，寒生水，水生咸，咸生肾。肾者，作强之官，伎巧出焉。诸骨皆属于肾。肾藏志，肾开窍于耳，又开窍于二阴。肾之合骨也，其荣发也，其主脾也。肾合膀胱，膀胱者，津液之府。肾在体为骨，在色为黑，在音为羽，在声为呻，在变动为慄，在窍为耳，在味为咸，在志为恐，在液为唾，其荣为发，其臭为腐，肾恶燥。久坐湿地，强力入房则伤肾。

心包络解说

膻中者，臣使之官，喜乐出焉，心主之宫城也。手厥阴之脉，出属于心包，手三阳之脉，散络于心包，是手与心主合，故心包络称手心为主。五脏加此一脏，实六脏也。膻即胸前膈膜，周回连著胁脊，以遮浊气，膈膜名膻，而居膻之中者，则是心包络，相心布令，居于膻膈之中，故名膻中。属相火，又主血，以血济火，则和而不烈，故主喜乐。心忧者，包络之火不宣也。心过喜者，包络之火太盛也。

胆部解说

胆者，中正之官，决断出焉，十一脏皆取决于胆，中精之府也。存而不泻，胆汁多者，其人不惧，胆火旺者，其人不惧。太过者，不得乎中，则失其正，是以敢为横暴。不及者，每存惧怯，亦不得乎中正也。胆气不刚不柔，则得成为中正之官，而临事自有决断也。

胃部解说

胃者,仓廪之官,五味出焉。泻而不存,与大肠、小肠、三焦、膀胱,同为传化之府,职司输泻,名曰太仓,称为水谷之海,盖十一脏皆赖以滋养者也。胃有五窍,号曰闾门。唐容川曰:上窍土纳水谷者也;下窍入小肠,主化谷之糟粕也;旁窍入三焦膜油之中,主行水之余沥也;中通于脾为一窍,所以化水谷者也;上输于肺为一窍,所以布精汁者也;故云胃五窍者,闾门也。故香岩治胃,每顾胃阴,治久病首顾胃气也。

大小肠解说

大肠者,传道之官,变化出焉。小肠者,受盛之官,化物出焉。大肠属金,为肺之府。小肠属火,为心之府。唐容川曰:小肠上接于胃,凡胃所纳之物,皆受盛于小肠之中。小肠通体皆是油膜相连,其油膜中,皆有微丝血管,与小肠通,胆之苦汁,从微丝血管注入肠中,以化食物;脾之甜汁,亦注入小肠化物;而物所化之精汁,即从膜中出小肠,而达各脏,故曰化物出焉。小肠与心相通之路,则从油膜中之丝管,上膈达包络以达于心也。食物在小肠为液,出于连网,遂上奉心而生血。心遗热于小肠,则化物不出,为痢为淋。脾阴不足,则中焦不能受盛,膈食便结。三焦相火不足,不能熏化水谷,则为溏泻。小肠中物精汁尽化,则变为糟粕而出。其所以能出之故,则赖大肠为之传道。而大肠所以能传道者,以其为肺之府,肺气下达故也,是以理大便,必须调肺气也。

三焦解说

三焦者,决渎之官,水道出焉,传化之府也。唐容川曰:焦古作膲,即人身之膜膈,俗谓网油,并周身之膜皆是也。网油连著膀胱,水因得从网油中渗入膀胱,即古所名"三焦者,决渎之官,水道出焉"是矣。三焦之根,出于肾中两肾之间,有油膜一条,贯于脊骨,是为焦原,从此系发生板油,连胸前之膈,以上循胸中,入心包络,连肺系上咽,其外出为手背胸前之腠理,是为上焦；从板油连及鸡冠油著于小肠，其外出为腰腹之腠理，是为中焦；从板油连及网油，后连大肠，前连膀胱，中为胞室，其外出为臀胫少腹之腠理，是为下焦。人饮入之水，由三焦而下膀胱，则决渎通快。如三焦不利，则水道闭，外为肿胀矣。

膀胱解说

膀胱者，州都之官，津液藏焉。气化则能出焉，因藏津液，故为寒水之府；因能气化，故为传化之府。唐容川曰：凡人饮食之水，无不入于膀胱，膀胱如人身之洲渚，故曰州都之官。但人知膀胱主溺，而不知水入膀胱，化气上行，则为津液；其所剩余质，乃下出而为溺；经文所谓气化则能出者，谓出津液，非出溺也。盖火交于水，即化为气，人心主火，人鼻吸入之气，乃是天阳，亦属火，凡人吸入之天阳，合心火下至胞中，则蒸动膀胱之水，化而为气，既化为气，则透出膀胱，入于胞中，上循脐旁气冲，上膈入肺，而还出于口鼻，在口舌脏腑之中，则为津液；而横出于皮毛，以熏肤润肌而为汗；所谓气化[①]，则津液能出者此也。且吸从脊入，督脉主之；呼从膈出，冲任两脉主之；吸入阳也，火交于水也；呼出阴也，气仍可返为水也。火不足以蒸水，则津液不升，气不得化；水不足以济火，则津液干枯，小水不下也。

十二经循行部位歌

手之三阳手外头，手之三阴胸内手，足之三阳头外足，足之三阴足内走。

〔注〕手之三阳手外头者，即手阳明大肠经之脉络，从手次指内侧之端上行手臂外之上，抵肩，至头，贯颊，再至鼻孔两旁而止也。◎手少阳三焦经之脉络，从手四指外侧之端，上行手臂贯肘，循臑外抵肩，至头，入耳前之动脉也。◎手太阳小肠经之脉络，从手小指外侧之端，循手上腕，出肘内侧交肩，至头之耳前，耳珠之峰肉也。◎手之三阴胸内手者，即手太阴肺经之脉络，从胸乳上，循行至出于腋下，至肘、臂，下行入寸口，至手大指内侧之端也。

---

① 气化：原为"气"，据唐容川《中西汇通医经精义》补。

◎手厥阴心包络之脉，出腋入肘，抵掌中，循行至手中指之端。◎手少阴心经之脉络，出腋下筋间，循行至臂肘，抵掌中，行至手小[①]指内侧之端也。◎足之三阳头外足者，即足阳明胃经之脉络，起自额角，至耳下，抵眼下鼻傍，通颊车，入缺盆，至乳中，直下脐傍，下行至腿膝下，正中，直行之，入足中指[②]之端。◎足人阳膀胱经之脉络，起于目内眦，上额交巅，卜脑后，挟脊抵腰，循髀外，下至踝，终于足小指之端。◎足少阳胆经之脉络，起于目外眦之外，斜贯耳前，循行耳后，至肩下，循胁里，至胯股之环跳，行膝之外抵足，至足第四指之端而止。◎足太阴脾经之脉络，起于足大指内侧，由白肉际过内踝，自腿内廉循行入腹，至乳上外傍止。◎足少阴肾经之脉络，起于足心陷中，循内踝入足后跟，中行内踝之上，入腹抵胸傍为止。◎足厥阴肝经之脉络，起于足大指后，去爪甲聚毛处，循行足跗上面，走内踝，上行过膝，直上环阴，外湾上行，直乳下外傍为止。

以上十二经简称，手三阳从手走头，手三阴从胸走手，足三阳从头走足，足三阴从足走腹也。

任督二脉解说

任脉起于少腹之内，胞室之下，出于前阴后阴之中间，上毛际，循脐之中央，至膻中，上喉咙，由结喉上行，至下唇棱下陷中、承浆穴止。

任脉起于两阴中，上行毛际腹中行，颈下结喉中央上，唇棱下陷承浆名。

督脉起于肾中，下至胞室乃下行，复起于尻骨之端，由尻骨后，行脊背之中行，上行至巅顶之中，前行至鼻下人中，至唇内牙上之中缝而终。

督脉起于尻骨端，后行脊背腰脑巅，前行鼻柱皆中道，唇内齿上龈缝间。

带冲二脉解说（奇经八脉之一）

带脉，由脊背肾之十椎，前至腹脐，围身平线一周，出属带脉，前垂至

---

① 小：原为"少"，据宽文三年（1663）《新刊补注释文黄帝内经素问》改。
② 指：现下肢用"趾"，保留原文，未作改动，下同。

胞中。带脉总束诸脉，使不妄行，故名，如人束带也。究带脉之所出，则贯肾系，是带当属肾。女子系胞，全赖带脉主之。盖以其根结命门也。环腰贯脐，居于身之中停。又当属之于脾，故脾病则女子带下，以其属脾而又下垂于胞中，故随带而下也。◎冲脉为诸络之海，藏血最多。以其气能上冲，故名。冲脉起于少腹之内、胞中，挟脐左右上行，并足阳明之脉，至胸中而散，上挟咽。

全体总论头面部之解说

人头为诸阳之会。诸阴脉皆至颈、胸中而环，独诸阳脉皆上至头耳，脑为髓海，其部位在头之最高部，以其为用，存而不泻也，故脑与髓、骨、脉、胆、女子胞，同名为奇恒之府。考脑髓之生也，由于肾系贯脊，通于脊髓，肾精足，则入脊化髓，上循入脑而为脑髓，精气之所会，故称之为髓之海。髓足则精气能供五脏六腑之驱使，知觉运动，无不爽健，盖各脏能使髓，非髓能使各脏也，故头肥脑满者，人必聪慧而强健。因先天不足，后天失调，或虚劳过度者，必觉头脑空晕。后脑隶于督脉，督脉主乎肾，肾为作强之官，故后脑关于运动者为多。前脑隶于任脉，任脉合乎心，心为君主之官，故前脑关于知觉者为多。自印堂至额颅，上巅顶，从脑下项，皆足太阳经脉之部也。两颧属肾，《刺热论》云：色荣颧骨……其热病内连肾。两目为肝之窍，而五脏精华，皆注于目，故瞳神属肾，黑眼属肝，白眼属肺，内外眦肉属心，眼包属脾。而两目之所以关于五脏者，则以太阳脉终目内眦，少阳脉终目外眦，阳明脉绕眼，终目下承泣穴，厥阴脉入脑而交于目系，肾之督脉、入脑通于目系，手少阴心之脉，其支者，上挟咽系目系，且《经》曰"裹撷筋骨气血之精，而与脉并为系，上属于脑，后出于项中"，故其关系之巨如此。鼻为肺窍，而居于中央，又属乎脾，鼻内口鼻交通之处，则为颃颡，气从此分出于口为唾，分出于鼻为涕，故《经》曰："颃颡者，分气之所泄也。"口为脾窍，内外唇肉，脾所主也。舌为心苗，齿为骨余，而齿龈则为牙床，又属乎胃。舌之下，腮之内，为廉泉玉英，乃水液之上源也。耳为肾窍，两少阴同气，故心亦开窍乎耳。胃足阳明之脉，起于鼻，交频中，循鼻外入齿中，挟口环唇。胆足少阳之脉，起于目锐眦，上抵头角，循耳后，入耳中，出走耳前。此头面部之部位，各有所属也。

胸腹部之解说

头面之下，前有咽喉，后有颈项。咽喉二窍，同出一脘，异途施化。喉窍俗名气管，咽窍俗名食管。咽系柔空，下接于胃，为饮食之路，水谷同下，并归胃中，乃粮运之关津，以司六腑之出纳者也。喉则下接于肺，主气之呼吸，肺为华盖，以覆诸脏，司呼吸出入，为人身之管籥也。咽喉之中，则为颃颡。颃颡之上，则为舌本，舌本居于下腭之尽处，而上腭之尽处则为小舌，所谓[①]会厌也。太阴脾脉络舌本，少阴肾脉络舌本，阳明胃脉络舌本。咽喉之外，则有动脉居乎两傍，所谓人迎之脉，乃胃足阳明之脉也。人迎之下，锁骨空处，则为缺盆，肺所主也。肺覆如盂，前两叶包心，在后有峡及肺根，所谓[②]根者，即气管也。肺有肺衣，薄而通明，包肺四面。肺叶中藏有气管，气管之末为气泡，其能呼吸者，衣与泡之功用也。肺恶寒，形寒饮冷则伤肺者，以寒乃水之气，水入肺中，碍其呼吸也。火克金，热伤肺者，以肺衣与气泡，体极柔薄，不耐酷热也。阳明经脉，行身之前，自面部而至胸膈，皆阳明经脉所主也。缺盆之下，两乳之上，谓之膺中。膺中之中，谓之上膈，即上焦也，《经》云：上焦开发，宣五谷味，熏肤充身泽毛，如雾露之溉也。上膈而下，为之膈中，即胸膈也，胸膈之间，谓之膻中，膻中即心包络也。心包代心宣化，为臣使之官，主血主脉，横通四布。盖心包象为仰盂，为心之外卫。凡脾胃、肝胆、肾膀胱，各有一系系于包络之旁，以通于心。此下有膈膜遮蔽浊气，使不得上熏心肺也。包络之内即是心，心之形圆，上阔而下尖，周围夹膜，即是包络。其上有肺罩之，空悬胸中，其下有膈膜遮截，此膈名膻，故《经》称包络为膻中也。心乃火脏，得肾水之济，则光明朗润，能烛照一切，故为君主之官，而神明出焉。包络之下即有胃络，两络而相通，横布于经络之间。总之，肺为五脏之长，心为百体之君。唐容川曰：由肾系下生连网油膜，

---

① 谓：原为"为"，据陈念祖《医学实在易》改。
② 谓：原为"为"，据陈念祖《医学实在易》改。

是为下焦；中生板油，是为中焦；上生膈膜，是为上焦。则心肺在乎上焦之部也。膈膜之下谓之中焦，胃有三脘，上焦之部，即上脘也；中焦之部，即中脘也；下焦之部，即下脘也。自咽至胃，长一尺六寸，通谓之咽门。咽门之下是膈膜，膈膜之下为胃，胃为仓廪之官，专主纳谷。其上口曰贲门，与咽门相接；下口曰幽门，与小肠相接。后面与肝膜相连，前面与膈膜相连，下与脾相曲抱。脾主化谷，胃之纳，全赖脾之化也。胃为阳，脾为阴，纳谷少者，胃阳虚。纳谷多而不化者，脾阴虚。盖胃体阳而用阴，脾体阴而用阳，一燥一湿，正互为工用也。

胸腹部之续解说

头面之下，后有颈项，项之中央，名为风府，项之两傍，名为风池。项下高耸大椎，乃脊骨之第一椎。自脊骨而下，至七节之两旁，名为膈俞。《经》云：七节之旁，中有小心，以明鬲俞之穴，乃心气之游行出入。而太阳经脉行身之背，此胸背之部位，各有所属也。胸膈之下，腹也；胸膈下侧，胁也。前胸后背，而胁则居胸背之间，行身之侧，胁之上为腋，胁之下为季胁。太阳行身之背而主开，阳明行身之前而主阖，少阳行身之侧而主枢。舍开则不能阖，舍合则不能开，舍枢则不能开阖，是枢者乃开阖之关键也。大腹名为坤土，坤土、太阴之脾土也。大腹之上、下脘之间，名为中土，中土、阳明胃土也。大肠名回肠，盘旋于腹之左右。小肠居大肠之前，脐、乃小肠之总结。而贴脐左右，冲脉之所出也，《经》云：冲脉于脐左右之动脉者是也。脐之下则为小腹，小腹两旁名为少腹。小腹者，少阴水脏、膀胱水腑之所属也。少腹者，厥阴肝脏、胞中血海之所居也。血海居膀胱之外，名曰胞中；膀胱居血海之内，故曰：膀胱者，胞之室也。从小腹而入前阴，乃少阴、太阴、阳明三经之属，《经》云：肾开窍于二阴，是前阴者、属少阴也。《经》云：前阴者，宗筋之所聚，太阴阳明之所合。又"阳明主润宗筋"，是前阴又属太阴，阳明也。阴囊卵核，乃厥阴肝经之所属，故《经》云：厥阴病则舌卷囊缩，舌卷手厥阴，囊缩足厥阴也。又云：厥阴气绝，则卵上缩而终。此胸腹之部位，各有所属也。

四肢部之解说

两手两足曰四肢。两手之上，则有肘腋；两足之上，则有腘髀。两肘、两腋、两腘、两髀，名曰八溪。从臂至手，乃手太阴肺金所出，而兼手少阴厥阴，此手之三阴，从胸走手也。从足至股，乃足太阴脾经所出，而兼足少阴厥阴，此足之三阴，从足走腹也。夫手足三阴三阳，十二经脉交相通贯、行于周身。手之三阴，从胸走手，手之三阳，从手走头，是手三阴三阳，而循行于手臂矣。足之三阳，从头走足，足之三阴，从足走腹，是足三阴三阳，而循行于足股也。此手足之部位，各有所属也。

人体阴阳解说

《内经》云：言人之阴阳，则外为阳，内为阴。言人身之阴阳，则背为阳，腹为阴。言人身脏腑之阴阳，则脏为阴，腑为阳也。

五脏六腑之解说

五脏[①]：脏者，藏也。心藏神，肺藏魄，肝藏魂，脾藏意与智，肾藏精与志，故为五脏。

六腑：腑者，府也。胃、胆、小肠、大肠、三焦、膀胱，受五脏之浊气，名为传化之府，故曰六腑。

五脏藏精而不泻，故满而不实。六腑输泻而不藏，故实而不满。如水谷入口，则胃实而肠虚，食下，则肠实而胃虚，故曰：实而不满也。

三焦者，水谷之道路，气之所终始也。上焦在心下胃上，其治在膻中，直两乳间陷中。中焦在胃中脘，当脐上四寸，其治在脐旁。下焦在膀胱，其治在脐下一寸也。

---

① 五脏：原脱，据上下文补。

·察形色·

儿科诊断概论

望、闻、问、切，为医家之不可少，在大方脉则然，而小儿科惟以望为主，问继之，闻则次，而切则无矣。诊治儿科之病，首在认症；认症之后，尤在诊断。关于治疗断症有确凿，始能应手奏效。今暂引证、略举前代儿科各家之诊断法，作为证明，而兼补助焉。昔宋时儿科大家钱仲阳诊察小儿，首重面上证候，其次目内证候，又次小儿脉法，此钱氏注意望切两端，色脉合参之诊断术也。又明时婴科名家薛良武，注意三部五诊。三部者，面上形色，虎口指纹，寸口一指之脉。五诊者，以三指上按额前，下按腹脐下左右之冲脉。此薛氏亦注重色脉合参，其诊断术，较钱氏尤为明备也。清婴科夏禹铸之诊察，注重以望为主，问继之，闻则次，切则无凭，间亦摹看指纹，了无征验，此夏氏独重面色苗窍，不信指纹之诊断术也。又清之儿科专家张筱衫，注重观神气、审形色、诊面、察眼、察耳、察唇口、察齿、察鼻准、验舌苔、诊指纹、察手足、听声音、按胸腹、询溲便、候脉等十五种要法，此张氏临病辨证，较前三家，尤为详备之诊断术也。现在西医小儿诊断法，分望诊、切脉、检温、头部诊法、口内诊法、胸部诊法、腹部诊法及既往症诊法、现症诊法，此西医与中医大同小异之诊断术也。古今儿科名医颇多，不胜枚举，但临证诊察之大意，未越上列之各种程序也。兹将治疗儿科一切实验诊断等等各法，选列于下[①]，以资研究，而作参考。

望诊纲要

凡看儿病，以望为先，观形察色，一览了然，部位苗窍，分辨始全。

〔参〕清之儿科夏禹铸云：凡小儿病有百端，逃不去脏腑气血；症虽多怪，怪不去寒热虚实；病纵难知，瞒不过颜色苗窍；症虽难辨，莫忽略青白

---

① 下：原为"左"，竖版繁体改横版简体，径改。

红黄。面上之颜色苗窍，乃脏腑及气血所发；颜色之红黄青白，乃寒热虚实所现。业医道者，能于此处用心研究，细细详察，俟临证治病，必先以望面色、审苗窍为主，治无不验。

《心法》注：人之五脏，内蕴精气，上华于面，其色固由气而著也，然隐然含于皮肤之内者为气，显然彰于皮肤之外者为色，色外而气内，外有迹而内无迹也。

望面部形色

欲察外形，首相其面。面分五色，脏真可辨，肝青心赤，脾脏色黄，肺白肾黑，五脏之常。

〔参〕面在头之前部，眉目口鼻在焉。察形首相其面者，谓脏腑之精华皆著于面，或荣或悴，先可占验也。

宋《小儿卫生总微论方》注：经言：五脏之色，皆外荣于面，故死生疾病，均为之系焉。其色宜不深不浅，应常光润者为和平，若色深浓者其脏实；浅淡者其脏虚。总之小儿面部气色，为十二经总见之处。如气血充实、五色显明者，为新病，症多轻而易治。如气血虚弱、五色晦浊者，为久病，症属重而难治。

清幼科陈紫山著有《五视法》云：凡视小儿面部之神气，其色有五，一视目色，二听声音，三视囟门，四视形容，五视毛发，此五者，虽不能全，若得两目精神，声音响亮，十可保其六七耳。

一视目色。夫两目乃五脏精华所聚，一身精气所萃。若是睛珠黑光满轮，精神明快，儿必长寿。虽然病重，亦宜疗治。若白珠多、黑珠昏朦，睛珠或黄或小，精神或昏懒怠惰，此父母先天之气血薄弱，受禀既亏，儿多灾患也。

二听声音。凡小儿声音大而响亮，乃五脏六腑气血充盈，儿必宜长成人。如生来不曾大声啼哭，此必有一脏阴窍之未通，神气之未足。或声如啾唧咿唔之状，此儿不寿必矣。

三视囟门。盖儿前囟门乃禀母血而充，后囟门乃受父精而实。若前后囟门充实，其儿必寿。如父之精气不足，耽嗜酒色，令儿后囟空虚不实。如母之原禀不足，血虚病多，令儿前囟虚软不坚，多生疾病。如父母气血俱不足，其儿必夭。若此，则父母不能保其天年耳。前囟即道家所谓泥丸宫，后囟即脑后顶门中，名曰百会。前后囟门俱不合，名曰解颅。

四视形容。凡儿口大鼻端，眉清目秀，五岳相朝，部位相等，此乃福寿之基，一生无疾。若口小鼻短，眉心促皱，皮肤涩滞，虽无病而终夭。设或不夭，而终贫贱也。

五视毛发。夫毛发受母血而成，故名血余也。母血充实，儿发则色黑而光润。母血虚弱，或胎漏败堕，或纵酒多淫，儿发必黄槁而焦枯。或生疳瘦之患，寿亦不长之兆也。

察色当观神气

察色之妙，全在察神，得神者昌，失神者亡。寒则神静，热则神妄，虚则神衰，实则神强。色见皮外，气含皮中，内光外泽，气色相融。有色无气，不病命倾。有气无色，虽困不凶。

〔参〕张筱衫曰：神气为一身之主，神清气爽，神完气足，主清吉。神夺气移，神疲气浊，主夭亡。

明江西名医喻嘉言云：人之五官百骸，赅而存者，神居之耳。色者、神之旗也。神旺则色旺，神衰则色衰，神藏则色藏，神露则色露。故凡失睡之儿，神有饥色；丧亡之子，神有呆色，盖气索则神失所养耳。《内经》谓气至色不至者生，色至气不至者死，以其有气无色，虽病不凶；有色无气，无病亦亡。

陈紫山著《形色部位指南赋》[①]：保婴一术，号曰哑科。口不能言，脉无可恃，惟形色以为凭，竭心思以施治，故业擅于专门，以补化工之不及。欲知其病，必观乎色。左颊青龙属肝，右颊白虎属肺，天庭高而离阳心火，地阁低而坎阴肾水。鼻在面中，脾应唇际。观乎色之所现，知其病之所起。舌乃心之苗，目为肝之窍。胃流注于两颐，肾通窍于两耳。爪则筋余、而脾为之运，发

---

① 形色部位指南赋：考涂蔚生《推拿抉微》此段内容疑为涂蔚生选录陈紫山校订熊应雄《小儿推拿广意》而来。遵原文，未做改动，下文陈紫山引文，读者明鉴。

乃血余而肾为之主。脾司手足，肾运牙齿。苟本脏之或衰，及所属之失慁。能观乎外，可知其内。红光见而热痰壅盛，青色露而惊[①]痫惬悸。如煤之黑兮，中恶传逆；似橘之黄兮，腹痞吐痢。白乃疳痨，紫为热炽。青遮口角难医，黑掩太阳莫治。年寿赤光，多生脓血；山根青黑，频见灾危。朱雀见于双瞳，火入水乡；青龙绕于四白，肝乘脾部。泻痢而面**赤者宜**防，咳嗽而**色青者**可畏。面青而唇口撮、疼痛方殷，面赤而目窜视、惊搐将至。火光焰焰、外感风寒，金气浮浮、中藏积滞。乍黄乍白、疳热连绵，又青又赤、风邪紧急。气乏兮、囟[②]陷成坑，血衰兮、头毛作穗。脾冷则口角流涎，肝热则目生眵泪。面目虚浮、定腹胀而气喘，眉毛频蹙、必腹痛而多啼。风气二池如黄土，则为不宜；左右两颊似青黛，即成客忤。风门黑主疝，而青主惊；方广昏暗凶，而光滑吉。手如数物兮、肝风将发，面若涂砵兮、心火实炎。伸缩就冷，阳热无疑，坐卧爱暖、阴寒可必。肚大脚细，脾欲困而成疳；目瞪口张，势已危而必毙。察之若精，必得其理。鸦声鱼口、枉费神思，肉脱皮干、劳神无益。蛔出兮、脾胃皆败，唇冷兮、脾脏先亏。然五体以头为尊，一面惟神可恃。况乎声有轻重之不同，啼有干湿之顿异。病之初作、必先呵欠，火之将发、忽作惊啼。重舌木舌、热积心脾，哽气喘气、火灼肝肺。齿龈宣露、牙疳，丁奚哺露、食积。心热、欲卧而不能，脾热、好睡而不歇。咳嗽失音者肺痿，病后失音者肾怯。腹痛而口流清水者虫多，泻痢而大便酸臭者食积。口频撮[③]而脾虚，舌长伸而心热。烦热在心、恶见灯光，疳热在脾、爱吃泥土。鸡胸兮、肺火胀于胸膈，龟背兮、肾风入于骨髓。鼻干黑燥、金受火刑，肚大青筋、土遭木克。丹瘤疮疥、皆痧毒之流连，五疳泻痢、总食积之停滞。腹痛寒侵，口疮热症。脐风忌于一腊，变蒸防于周年。惊自热来，痫由痰至。惊本心生，风从肝使。急惊属热、宜乎清凉，慢惊属虚、宜于补治。痘曰天疮，疹曰麻子。痘属五脏，疹属六腑。疹宜清凉，痘宜温补。先明阴阳，次识脏腑。补泻得宜，治有何误。贵临机之应变，勿执一以成模。

---

① 惊：原为"凉"，据文义改。

② 囟：原为"肾"，据《小儿推拿广意》改。

③ 撮：原为"噘"，据《厘正按摩要术》改。

观形当诊体格

观形之要，首辨体格，强弱中等，必先鉴别。凡儿寿夭，病势顺逆，临证诊断，容易判决。

〔参〕西医谓望诊以诊体格为第一，体格之良否，大有关于病之发生，以及日后病之可治不可治者也。医学上分体格为三种：曰强壮，曰虚弱，曰中等。强壮者，骨格[1]强大，胸廓广阔，肌肉坚细而不粗松，皮肤滑润而有光泽，其抵抗疾病之力大，虽罹重病，易于治疗。如薄弱者，骨格纤弱，胸廓狭小，筋肉瘦软，皮肤宽浮，其病虽幸一时治愈，然须防再发。中等者，介于上两体格中间者也，其外貌有若柔弱，而对于疾病之抵抗力，亦有强者，不可一概论之。医者或曰病虽重，体格尚强，不为大害；或曰病虽不可谓重大，因体格瘦弱之故，不可不注意者。皆据上三者而言也。

明《万密斋幼科》注：小儿寿夭，须观形气。如形实气实者，此禀气有余，为寿相，无病易养。如形虚气虚者，此禀气不足，为夭相，多病难养。其歌括，一曰：头圆背厚腹如垂，目秀眉清鼻准齐，耳角分明口方正，骨坚肉实体丰肥。二曰：腮妍发绀形表端，二便调和里气安，脚健项肥囊紧小，肌肤温润更红鲜。三曰：性静神安内状若愚，内含精采与人殊，乐然后笑不多哭，不露英华神气舒。以上三条，皆婴儿素体强壮之寿相也。平素无病，即偶患重病，治法适当，每转重为轻，多顺而少逆。四曰：颅解露缝眼露睛，鼻干唇缩口流津，发稀项软腓腨小，满面纷纷青紫筋。五曰：形憔色悴表虚状，肚大筋浮里虚征，癣疥浸淫多叫哭，见人笑语弄精神。以上二条，皆婴儿素体薄弱之夭相也。平素多病，即偶患轻症，治法虽合，忽转轻而为重，多逆少顺也。

陈紫山《小儿无患歌》：孩儿常体貌，情[2]态喜安然；鼻内无清涕，喉中绝没涎；头如青黛染，口似点朱鲜；脸芳花映竹，颊绽水浮莲；喜引方才笑，

---

① 骨格：现代解剖作"骨骼"，保留原文，未作改动，下同。
② 情：原为"清"，据《小儿推拿广意》改。

非时口不宣；纵哭无多哭，虽眠不久眠；意同波浪静，情若镜中天。此上多安吉，何愁疾病缠。

以上外观其形状，及其意态，属于寿相也。

面现五色原理

心主发血，血热鲜红，血瘀黯红，血虚淡红。肝主回血，其色淡青，络热青紫，络瘀青黑，甚则黧黑。脾主统血，其性恶湿，浅黄湿热，深黄积热，黯黄瘀热，萎黄虚热。肺主宗气，吸氧吐碳，多吸碳气，色必灰白面无气色，少吸氧气，色必㿠白面无血色。肾司泌溺，故主滤血，血含浊质，面多泛黑。黑而明润，症犹可治；黑带油光，病多不吉；黑而枯憔，肾阴枯竭；黑而晦黯，肾阳败极。

〔参〕人体内脏，各含色素，亦犹各种植物花叶中所含色素，均因感受日光，各呈其色彩也。《经》云：南方生热，其色赤。赤色、西人亦云热色。北方生寒，其色黑。黑色、西人亦云冷色。再以五脏五色而精研之。肺主气，碳[1]气呼出，氧[2]气吸入，气清且洁，是肺含白素也。心主血，回血退换，新血化生，血鲜且红，是心含赤素也。肝制胆汁，其色绿，是肝含青素也。肾生外膜，其色紫黯，是肾含黑素也。脾居油网之上，脂肪皆其所司，一黯则变为黄矣。经以五色命五脏，具有至理寓乎其中，慎勿谓经旨之凿分脏色，为一无理由也。试述经义以阐发之，《内经》曰：面有青黄赤白黑，以应五脏。生于心，如一缟素帛（白应为帛）也裹朱；生于肺，如以缟裹红红谓淡红；生于肝，如以缟裹绀青含赤色；生于脾，如以缟裹瓜蒌实黄含赤色；生于肾，如以缟裹紫黑含赤色。此为无病之色也，若病而色见，则以滋润而明亮者吉，枯槁而晦滞者凶。晦滞之色，上行者病益甚，下行如云散者，病渐已。色散未聚，病亦未聚。女则色见右为逆，左为从。男子反是，即右为顺，左为逆也。

---

① 碳：原为"炭"，据何廉臣《小儿诊法要义》改。
② 氧：原为"养"，据何廉臣《小儿诊法要义》改。

面色断病总诀

先辨外感，风淫所胜，面清流涕；寒淫所胜，面白善嚏；暑淫所胜，面垢齿干；湿淫所胜，面黄色黯；燥淫所胜，嗌干面尘面色灰败、如尘垢也；火淫所胜，面赤热盛。次论内伤，面色枯黯，新病可治；面脱色夭，久病不治。

〔参〕清蒋仲芳云：《经》谓望其五色以知其病，故望色者，活人之首要也。《素问》以一色之中而分平、病、死三等，至《灵枢》又分明脏腑部分及浮沉浅深、夭泽散抟等法，盖以其道之不容忽也。爰为略陈其要，夫五色有光，明亮是也；五色有体，润泽是也。光者无形、为阳，阳主气；体者有象、为阴，阴主血。气血俱亡，其色沉晦枯槁也。气血尚存，其色光明润泽。盖平人五脏既和，其一脏之色，必待其旺而始荣于外。其荣于外也，禀胃气而出于皮毛之间。胃气色黄，皮毛色白，故云如缟裹。如缟裹者，朦胧光泽，虽有形影，犹未灿然，内因气血无乖，五脏无偏胜故也。苟或不然，五脏衰败，其见色也，昔之朦胧者，一变而为独亢亢害病也；昔之光明者，一变而为沉浊；昔之润泽者，一变而为枯槁；甚至沉浊枯槁，合而为夭，是光体俱无，阴阳气血俱绝，不死又何待哉！观此，则五色之中，首贵内含神气。故前哲于望诊之中，一则曰神色，再则曰气色，神色者、内含光彩；气色者、内蕴精华。此皆阐发表面青黄赤白黑之原理，内容血色素之精义也。无论儿之幼小，病之新久，色有神气则生，色无神气则死，此为望色断诊之总诀。

面色察症要诀（肝部见症）

面青者痛，其病在肝；面青肢冷，即是胎寒；面青发搐，多属胎痫；面青吐利，作慢脾看。久咳面青，肝纵乘肺；久泻面青，肝横乘脾。面青浅淡，肝虚本色；面青深浓，肝风病色。面青口撮，脘腹冷痛；面青唇赤，风温瘾疹。太阳承浆，风池气池，各见色青，非惊则痉。青遮口角，惊厥最多；青掩印堂，惊泻沉疴。山根青紫，病多风热；环口青黑，症皆危急。囟赤印青，病机已重；囟印皆青，病势必凶。总而言之，青为厉色，面青目黄，面青目白，面青唇黑，多凶少吉。

〔参〕青色属肝，主风主惊，主寒主痛。面唇皆青者，寒极也；青而脱色者，惊恐也；青而黑者多寒痛，青而白者多虚风。以上皆寒症 青而赤者为肝火，青而赤而晦滞者为郁火。以上皆热症 总之，青为残贼之色，暴露于面部，症既危急，命亦危险。

面色察症要诀（脾部见症）

黄为脾色，病在胃肠。脾伤面黄，消化不良。面黄光润，痰饮湿热；面黄枯暗，寒湿食积。面黄而肥，胃有痰湿；面黄而瘠，胃有蕴热。面黄似橘，食伤吐泻；面黄若熏，阴疸脾湿。面黄色淡，胃气已弱；面黄色枯，胃液将涸。面黄而青，肝脾相克；面黄而黑，脾肾衰竭。面黄带白，中多疳积；面黄而浮，内藏癖积。面黄不润，多蟹爪纹，或多白点，皆属虫积。面黄而亮，目白如金，及溺黄赤，定是胎黄。眼角鼻准，及其人中，忽现黄色，此为脐风。总而言之，面黄光泽，为有胃气，预①后皆吉。

〔参〕黄色属脾，主食积湿热。黄而明如橘子者，湿少热多也；黄而暗如烟熏者，湿多热少也。黄而暗淡者，则为寒湿；黄而枯癯者，则为积热。黄而色淡者，胃气已虚，脾阳不健也；黄而青黑者，脾为寒滞，肾水上泛也。惟黄色见于面目，既不枯槁，又不浮泽，为欲愈之候。总之，黄为中央之色，其虚实寒热之机，又当以饮食便溺之消息，应为判断也。

面色察症要诀（心部见症）

赤色属心，面赤主热。其色嫩红，赤子本色；其色大红，是为胎热。浅赤表热，深赤里热。面带红光，外感风热；面若涂朱，心火热极。面赤睛坚，营血本充；面赤肉坚，素禀火重。微赤而鲜，气虚有火；干赤而枯，血虚多火。乍红乍白，胃肠虫积；又赤又青，惊风纵掣。面赤深浓，营分实热；面赤浅淡，血分虚热。艳红带白，泻痢戴阳；纯红带青，肝风上翔。总而言之，赤为火色，表里虚实，症多属热。

---

① 预：原为"豫"，据文义改。

〔参〕赤色属心，主热。面色缘缘正赤者，阳气怫郁在表，汗不彻故也，此伤寒太阳经表热证。面赤而潮热谵语者，胃实也，此阳明经实热证。面赤如微酣，或两颧浅红娇嫩，游移不定不尽面通红，乃阴症戴阳，必下利清谷，或小便清白或淡黄，脉沉细或浮数无力，按之欲散，虽或烦躁发热，欲坐卧泥水中此外热甚也，渴欲饮水，或咽喉痛，症似实热，而索水置前，却不能饮，肌表虽大热，而重按之则不热，或反觉冷，且两足必冷，必须细审此伤寒直中寒症也。又有面赤烦躁，遍舌生疮、生刺，舌敛缩如荔枝状，或痰涎涌盛、喘急，小便频数，口干引饮，两唇焦裂，喉间如烟火上攻，两足心如烙，脉洪数无伦，按之无力，扪其身烙手，此心肾阴虚，火不归元所致。症虽难辨，但病由内伤，其来以渐，是乃干柴烈火，不戢自焚，与上所列三症，因各不同也。又有久病虚者，两颧至午后带赤色，此则阴虚火动之常症，虽未至如上证之烈，而其颧赤则同为内伤也以上二证皆属热。若赤色出于两颧状若装朱，大如拇指者，病虽愈，必死。热病无汗，颧赤亦死。颧以骨为主，骨属肾水，火盛灼水而上升也。总之，赤为火炎之色，只虑津枯血竭，绝无虚寒之患。大抵火形者，从未有肥盛多湿，即有痰嗽，亦燥气耳。

面色察症要诀（肺部见症）

白色属肺，面白气虚。白而光泽，肺气有余；面色淡白，肺虚咳血；面色㿠白，肺虚气脱。白如冠玉，气色俱足；面若傅粉，气色皆夺；面白暸暸，疳痨久泻；面白惨惨，元阳将绝。白而兼赤，气虚血热；白而兼青，气寒血结。面多白点，大肠虫积；面现白痦，气分湿热。总而言之，白主气液，欲如豕膏，最忌枯骨。

〔参〕色白属肺，白而淖泽，肺胃之充也。肥白而按之绵软，气虚有痰也。白而消瘦，爪甲鲜赤，气虚有火也。白而夭然不泽，爪甲色淡，肺胃虚寒也。白而微青，或臂多青络，气虚不能统血。若兼爪甲色青，则为阴寒之症矣。总之，白为气虚之象，纵有失血发热，皆为虚火，断无实热之理。

面色察症要诀（肾部见症）

黑色属肾，主痛主寒。焦黑阳热，青黑阴寒。面黑肥泽，筋骨必强；面黑瘦削，阴火内戕。面色骤黑，病多中恶；乌痧胀者，面亦黎黑。天庭黯黑，脑髓枯竭；承浆青黑，手足抽掣。总而言之，五色之中，青黑黯惨，真脏色现，凡病新久，皆属危险。

〔参〕面黑光润，其貌魁伟，时人谓[1]之黑相，多属下焦气旺。虽犯客寒，亦多蕴为邪热，绝少虚寒之候。惟面色黯惨，无论病之新久，皆属阳气不振。若面黑色夭，此为脑髓死色。故《内经》谓黑色若见于天庭，大如拇指，必不病而猝死。总之，黑为阴晦之色，加于头面之阳位，或面唇青黑，或五官忽起黑色，其病皆多凶少吉。

以[2]上概言通面之色，面为足阳明胃经所主，凡五脏之气，皆禀于胃，则五脏之色，亦必由胃气所蒸，上荣于面，此《内经》所谓五色微诊，可以目察，能合色脉，可以万全，以阐儿科四时百病，五色生死之诊法也。

面分五部总诀

察儿面色，宜分部位，左颊属肝，右颊属肺，心额肾颐，惟鼻主脾。

〔参〕《内经》曰：左右者，阴阳之道路也。阳从左升，阴从右降，故以左颊配肝，右颊配肺。额曰天庭，天庭高，主离阳心火。颐曰地角，地角低，主坎阴肾水。上下分配，亦阳上阴下之义也。内经以鼻为面王，以其位居至中，内通呼吸，生死赖之。脾主中焦，故《经》主鼻准候脾。此钱氏遵《内经》分部，乃儿科简要之诊法也。

察面部形色部位图

◎〔参〕陈紫山《诊面部形色法》云：察色之妙，全在察神，血以养气，

---

① 谓：原为"为"，据何廉臣《小儿诊法要义》改。
② 以：原为"已"，据文义改。

气以养神。五色多在面，吉凶要观形。红赤多积热，风生肝胆惊。面黄多食积，唇白是寒侵。青黑眉间出，黄粱梦里人。五声由肺出，肺绝哭无声。气短咽喉塞，喘多医者惊。哑声热不退，腹痛冷相侵。察罢知虚实，了然指掌中。

◎察面部气色。其色青者，惊积不散，欲发风症之候；色红者，伤寒，痰积壅盛，惊悸不安；色黄者，食积癥瘕，或疳症痞块；色白者，肺气不实，及滑泻吐痢；色黑者，脏腑欲绝，为疾危恶候。

◎面青眼青，肝之病也。面赤唇红，心之病也。面黄鼻黄，脾之病也。面颊白色，肺之病也。五脏各有所生，细探其色，即知表里虚实，或禀赋盈亏，其补泄寒热之法，胸中著有卓见，诚大彰明也。

面部古名有明堂，今名为准头。古名王宫，今名山根。古名为阙，今名印堂。又古名藩，今名颊。蔽，今名耳门。惟古人不剃须，故不诊颐下。今诊诀有心额肾颐之说，是后世所配。

唐容川曰：色看面部，形察肢体，此理虽微，比脉更难。今且举其大略，使学者得其门径，但西医于察色则未考。《经》云：以五色命五脏，青为肝，

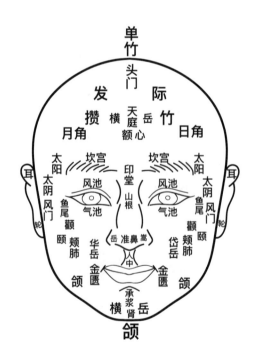

察面部形色部位图

赤为心，白为肺，黄为脾，黑为肾。肝合筋，心合脉，肺合皮，脾合肉，肾合骨也。言五色命五脏，每脏各见本色，便知其病。各脏又各有所合，便知其病之所在。譬如色青属肝，肝合筋，便知其病在筋。余仿此。

　　面部所现之气色。《经》云：青如草滋者死，青如翠羽者生。黄如枳实者死，黄如蟹腹者生。黑如炲者死，黑如乌羽者生。白如枯骨者死，白如豕脂者生。此言五色荣者生，枯者死。盖必有血与气泽，方能荣也。

　　《内经》云：凡色多青则痛，多黑则痹，黄赤则热，多白则寒。如五色皆见，则寒热也。青为肝色，青胜则肝木克土，故痛。黑为肾之色，黑胜则寒水凝滞，故痹。黄赤为火土之色，故主热。白为金色，金主清凉，且温体者血也，如血色少，故白色多，而知其体寒。五色皆见，乃错乱之象，故主寒热并见。惟察色之源，先留心望其面部脏腑支配之所。若本部之色，隐然现于何处，便是病机将发之兆。然其色部虽有变见，只系互相乘袭，并无克贼之色，病虽甚，必不死。如心部见黄，肝部见赤，肺部见黑，肾部见青，乃是子气袭于母部，名之曰乘袭。如心部见黑，肝部见白，肺部见赤，肾部见黄，此是贼邪来克也。青黑之色为痛，黄赤之色为热，白色为寒，五色各有所主病也。望色以测其病之轻重。其色粗而明者主阳，沉而夭者主阴。五脏之部为内部，六腑之部为外部。六腑为表，五脏为里。凡病色先起外部，而后及内部者，其病自表入里，是外为本而内为标，当先治其外，后治其内。若先起内部，而后及外部者，其病自里出表，是阴为本而阳为标，当先治其阴，后治其阳。观形察色，临机应变可也。

面现五部热症

　　肝热病者，左颊先赤；心热病者，其颜先赤；脾热病者，其鼻先赤；肺热病者，右颊先赤；肾热病者，其颐先赤。病虽未发，见赤色者，皆属伏热，术施宜泄。

　　〔参〕此以上下左右中之部位，分属五脏，为察色辨证之法。故钱氏《直诀》云：左腮为肝，右腮为肺，额上为心，鼻为脾，颏为肾，赤者热也，随症治之。

按：额上为颜，腮为面颊，颐下为颏。钱氏《直诀》与经旨，词虽异而义则同，总以遵经旨为有本。前清张虚谷注《内经·伏气温热篇》云：此详五脏热邪未发，而必先见于色之可辨也。左颊、颜、鼻、右颊、颐，是心肝脾肺肾脏之气，应于面之部位也。病虽未发，其色先见，可见邪本伏于血气之中，随气血流行而不觉，更可印证。

惟小儿病多伏热，热盛则风动，症多发搐，《伤寒论》所谓风温之为病，剧则如惊痫，时时瘛疭是也。今之儿科，但知因惊发搐，混称惊风，医药乱投，误杀乳婴，不可胜数，皆由病因不明，诊断不精，不知伏热为病，误认为惊风也。清吴县人叶天士云：小儿热病最多，以体属纯阳，六气著人，气血皆化为热也。饮食不化，蕴蒸于里，亦从热化矣。旨哉言也！

面诊五部形色要诀

额虽属心，上通前脑，神经攸关，诊勿轻藐。太阳日角，方广天庭，囟门印堂，皆属脑心。天庭色盛，脑气旺极；天庭色衰，脑髓虚竭；天庭色萎，有皱纹者，症必难治。日月角陷，已失色者，必死不治。青遮日角，囟陷者绝；黑掩太阳，额冷者脱。囟门先赤，后印堂青，心火生风，非惊则痉；囟门先青，印堂后赤，肝火冲心，必痉而厥。方广光滑，病机多吉；方广昏暗，症势必剧。天庭晦黑，顺症须防，若病险逆，一见即亡。

〔参〕额者，发际下两眉上之部位也，属前头部，为前脑知觉神经之总机关也。故头为精明之府，精明在脑也。脑为髓之海，凡儿天禀充足，髓海有余者，头角丰隆，额现明亮，病虽重，每可救疗。如素禀虚怯，髓海不足者，面白颅解，发稀色夭，病虽轻，必多猝变。望其色，最喜红光，切忌青黑。若白若黄，又其次也。临证诊法，如清蒋仲芳验色歌诀云：额间赤色心经热，烦躁惊悸不必说，青黑腹疼又惊风，瘛疭叫啼何时歇，微黄惊疳自古传，纯黑之时命已绝。其二云：左右两额称太阳，太阳青时连次惊，青自太阳入耳死，红色见时主血淋。皆为实验心得之要诀。

颊下名腮，腮为面颊，左肝右肺，色呈两颊。左颊青赤，肝风心热；青紫似黑，腹痛惊厥。右颊深赤，风温肺热；青暗带黑，腹疼筋急。左颊鲜红，肝风有热；右颊鲜红，肺受火劫。两颊皆青，客忤猝惊；两颊均赤，风火发痉。

〔参〕颊在面旁，俗称嘴巴，其病之发，现于色也。如蒋氏《歌诀》一云：左颊青赤肝风热，项脊牵强病之诀，惊痉腹疼定青黑，细心察看即能决。二云：风邪发热右颊赤，咳嗽便闭并气急，青白恶心或咳喘，青黑内吊腹疼极。三云：客忤之病两颊青，痰食喘急黄色杀，红主风热须凉散，两颊赤时伤寒寻。皆为临证实验之薪传。

鼻梁鼻准，皆在面中，内关脾胃，中气之宗。鼻梁色青，为寒为痛；鼻梁色赤，为热为风。鼻梁色黄，痰饮湿热；鼻梁色白，气虚亡血。鼻梁深赤，脾胃实热；鼻梁微赤，脾经虚热。鼻准红燥，暴病脾热；鼻准惨黄，久病脾泄。年寿赤光，多生脓血；山根青黑，须防惊厥。

〔参〕《灵枢》曰：明堂者，鼻也。明堂广大者寿，小者殆。若明堂虽小，与面部相称者亦寿。诊大病，鼻梁亦为要诀，其病之现于鼻色也。如蒋氏《验色歌诀》一云：脾胃热极鼻色赤，小便深黄或不通，鼻中气粗兼干燥，衄血之症因而成。脾虚泄泻若何形，乳食不化鼻淡白，脾经受寒色白青，黑为死候君须识。二云：连次受惊山根青，如现黑黄逆症侵，年寿平陷主夭折，青色发热惊更生，黑主泻痢红主燥，微黄隐隐为和平。皆为临证实验之要诀。他如清之推拿专科名医周于蕃曰：鼻上汗出如雨者，心胃病。鼻色鲜红者，停滞留饮；紫暗者，时有疾病。鼻色青主吐乳，又主腹中痛。鼻痛者为风火。鼻色黄黑而亮者，为小腹两胁痛。鼻尖青黄者为淋。如若病人鼻尖山根明亮，而兼目眦黄者，其病欲愈之候。皆其历验之心得也。

颏上曰颐，颐下曰颏，人中承浆，皆其所赅。《内经》《直诀》，虽皆属肾，然与脾胃，形色并呈。肾热病者，颐多先赤；胃火盛者，颐亦肿赤。颏间深赤，肾膀热结；颏间微赤，肾膀湿热。脾冷滞颐，颐多青白；胃热吐虫，颐多青赤。人中黄者，伤乳吐逆；人中青者，下痢积热。承浆青者，乳后被惊；承浆黑者，惊厥发痉。

〔参〕颐在口角之后，腮之[①]下，属肾。颏在颌[②]之下，结喉之上也。面

---

① 腮之：据何廉臣《小儿诊法要义》补。
② 颌：原为"领"，据何廉臣《小儿诊法要义》改。

部五色，黄赤为阳，主风主热；青白黑为阴，主寒主痛。皖白者，为浅淡白色，主失血；否则心不生血，故其色不荣。微黑而浅淡，肾病水寒也。萎黄而浅淡，为诸虚见症也。此为察色辨证之纲要。清余梦塘[①]云：面色通红为心热，面色全青为肝风，面色通黄为脾伤，面色皖白为肺脏虚寒，面色黧黑为肾脏馁败。

按：面为足阳明胃经所主，亦载《内经》，然则通面之色，未尝不有关于胃经。又谓髓海不足者色[②]夭，则脑亦于面有关。由是推之，面色显明，新病而实者，多属于胃；面色晦暗，久病而虚者，多属于脑。且小儿性质不同，各如其面，金水之质，其人肥白，多属气虚，面色每多惨淡；木火之质，其人苍瘦，多属血虚，面色[③]每多红燥，此亦望面之要义也。临证必须察明原因，详审苗窍，细听声音，再参以指纹脉法，其寒热虚实，均现于面部脏腑所配之地位，一切治疗，俱了于胸中矣。

---

① 余梦塘：余梦塘，本名含芬，又字芳亭，别号杏林子，道光年间婺源人。中医名家，尤精于儿科，撰有《脉理存真》《保赤存真》等。

② 色：据何廉臣《小儿诊法要义》补。

③ 面色：据何廉臣《小儿诊法要义》补。

第二卷

审苗窍形色

　　欲知肝病，先察目中。脾唇心舌，窍自相通。肺有病时，须观鼻孔。两耳属肾，五窍皆重。别有二阴，下窍之宗。察色辨证，诀亦相同。

　　〔参〕《内经》谓东方青色，入通于肝，开窍于目，旺于春。南方赤色，入通于心，开窍于耳，其华舌，旺于夏。中央黄色，入通于脾，开窍于口，旺于长夏及四季之末。西方白色，入通于肺，开窍于鼻，旺于秋。北方黑色，入通于肾，开窍于二阴，上通于耳，其旺冬。观此，以七窍辨内脏之证候，虽为儿科名医所阐发，其实皆折衷经旨。惟面上官能，亦皆关于脑神经。如耳为司听之官，由其中鼓膜受空气之振动，传达于听神经，而知外部之音响也。目为视官，其内部之构造，略如照相器械，有凸面之水晶体，以摄物影而达于瞳孔后之网脉，经视神经而传于大脑，乃生视觉。鼻为司嗅之官，外状为隆起之三角形，内部为筋肉及软硬二骨所成，其腔分三道，前通鼻之两孔，后连咽头，腔内有黏膜，密布嗅神经，用以识别香臭，而呼吸空气，尤利赖之。口为进饮食发声音之官，位置于头部之下方，内含有味神经，凡人藉口以发言，故多以为言之代词。舌为司味之官，在口中为筋纤维所成，能自由运动，表面包以黏膜，神经血管布满其中，感觉最敏锐处也，亦以为发音之助。由是推之，凡病因之外感内伤，病机之寒热虚实，其五色之现于苗窍，虽皆由内脏血色素之发现，而其所以有知觉，所以能运动者，皆关于脑神经之作用。西医生理学云：脑心肺为人身三大要经，洵不诬也。前明万密斋云：肝之病见之目，心之病见于舌，脾之病见于唇，肺之病见于鼻，肾之病见于耳，各随其寒热虚实决之。前清夏禹铸曰：五脏不可望，惟望五脏之苗与窍，其色若异于平日，而苗窍之色，与面色相符，则脏腑虚实，无有不验者矣。惟肾开窍于二阴，职司二便，合之则成为七窍。前清张筱衫曰：溲由前阴出，便由后阴出，寒自寒，热自热，以此区辨形色，则外感内伤之真寒假热、真热假寒，临证时自能立判矣。

察两耳形色要诀

耳为肾窍，上通于脑，肺心肝胆，皆由斯道。耳轮红润，肾经充足；耳珠青黑，肾阴枯涸。耳起青筋，风温瘈疭；耳发红肿，胆火暴聋。外染风毒，耳黄面热；上受风热，耳红面赤。耳尖清冷，主发痘疹；耳筋紫黑，多属凶症。耳前色黑，主疝主痛；耳前色青，为燥为风。耳痿失色，肾绝不治；耳枯色垢，肾败难治。

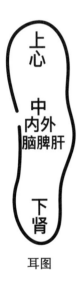

耳图

〔参〕耳珠属肾，耳轮属脾，耳上轮属心，耳皮肉属肺，耳背玉楼属肝。上中下分配五脏，邵氏《痘症大全》称为秘法，一则云：耳上属心，凡出痘时，宜色红而热。若色黑与白而冷，其筋纹如梅花品字样，或串字样，从耳皮上出者，皆逆也。二则云：耳下属肾，凡出痘时，其色宜红紫带冷，不宜淡黄壮热。如筋纹梅花品字样为顺，若如蚤咬芝麻之形者，为险逆难治之候。三则云：耳后耳里属肺，凡出痘时，其色宜淡白带温，不宜红紫壮热。如见茱萸形，或灯火烧烙之样，为逆。四则云：耳后耳外属肝，凡出痘时，其色宜青带温，不宜淡白冰冷。稀疏者吉，稠密者凶。五则云：耳后中间属脾，凡出痘时，宜苍黄温和，不宜青色壮热。稀疏如黄腊色者吉，稠密如蚁色带青者凶。六则云：凡出痘耳后筋三条，而枝叶多色淡红者吉，系心经发痘，主头面稀少。七则云：凡出痘耳后筋紫赤者，主肝经发痘，而急出者凶。八则云：凡出痘耳后筋苍黄色者，或筋头大而根转小，系脾经发痘，主头面胸腹必稀。九则云：凡出痘耳后筋淡而色白者，枝叶繁乱，系肺经发痘，出如蚕种，主痒塌极凶之兆，三五日必亡。十则云：凡出痘耳筋色黑，枝叶多者，系肾经发痘，主黑陷伏毒，九朝十朝内必死。十一则云：凡发热耳筋出现紫黑赤白，皆凶。耳上凉者吉，耳下凉者凶。故凡看小儿潮热之际，以两耳辨其五色为验，便知生死轻重之分矣。其言如此，惟耳虽为肾窍，而五脏所结，系于耳者居多。症属外感，其形则或冷或热；病属内伤，其色则或暗或滞。善观两耳形色者，可察各症之寒热虚实。若徒取以辨痘证，则拘矣。蒋氏验色主病歌诀云：耳后微赤虚鸣症，本经受热宜知悉，耳轮干燥是骨蒸，口渴盗汗肝热盛。其明证也。

察两目形色要诀

目为肝窍，系通于脑，五脏精华，上注斯道。白珠属肺，内关心脾，若见青色，肝风乘肺。目白而浑，肺经实热；目白而淡，肺经虚热。目白鲜红，心经实热；目白淡红，心经虚热。目白深黄，脾经实热；目白微黄，脾经虚热。目白老黄，脾胃湿热；目白暗黄，脾胃瘀热。目白深青，肝经实热；目白淡青，肝经虚热。黑珠属肝，主眵主泪。黑光满轮，主寿易养；黑色昏朦，多夭难养。黑多白少，肝血充足；黑少白多，肝阴不足。肝气实者，眵多干坚；肝气虚者，眵淡胶黏。寒伤肝者，迎风泪流；热伤肝者，眵泪交流。哭而无泪，不哭泪出，目开不合，皆为肝绝。瞳人属肾，贵有精神。赤脉贯瞳，火烁肾阴；白膜遮睛，肾疳已成。目睛稍定，忽转动者，多属痰症。目瞪睛定，不转动者，皆属绝症。斜视转睛，肝风热痉；闭目露睛，慢脾虚痉。目睛不和，神昏热极；目睛不明，神散精竭。凡儿发搐，目睛斜视，属男孩者，左视无声，右视有声；属女婴者，右视无声，左视有声。瞳人缩小，脑髓枯竭；瞳人放大，元神将脱。目睛正圆，病决不治；目睛直视，断难救治。眼角红丝，穿入白珠，心火冲肺，有实有虚。鲜红属实，淡红属虚。大眼角红，肿痛实热；小角淡红，微痛虚热。大角破烂，心经血热；小角破烂，肺伤风热。上胞属脾，肿则湿热；下胞属胃，青则风热；上下胞肿，脾胃风热。胞缩露睛，脾胃虚极。眼睑烂赤，多由风湿，风胜则痒，湿胜则烂。目上紫筋，目下青筋，二筋若现，必发惊痉。

〔参〕《内经》谓五脏六腑之精华，皆上注于目，故眼科学五轮定法。白珠属肺，为气轮；黑珠属肝，为风轮；瞳人属肾，为水轮；大小眼眦属心，为血轮；上下眼胞属脾胃，为肉轮。惟目系则上入于脑，脑为髓海，髓之精为瞳子（即瞳神），为脑中元神出入之门户。

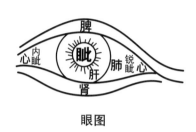

眼图

　　按：目系即视神经，别有反动性，能感触光线，收缩瞳孔，约有四对。（一）动眼神经，出蝴蝶骨之裂孔，分布动眼筋，主宰眼珠之运动，司眼睑牵动筋及瞳孔括约筋之运动，亦曰运动神经，传神经中枢之命令于诸部者也。（二）滑车神经，亦出蝴蝶骨之裂孔，分布上斜眼筋，主宰眼球之运动，司眼球向外之运动。（三）三叉神经，区分三支，第一支，分布颜面眼球与鼻；第二支，分布上颚与齿髓；第三支，分布下颚与口壁，以司味觉。生成感觉运动二纤维，大者司角膜眼结膜之感觉，小者司瞳孔咀嚼筋之运动。（四）牵引神经，出颈动脉小孔，分布眼球之外直筋，即主宰眼球之运动。若麻木则眼球内斜视矣。两目之贵重若此，故经曰视其目色，以知病之存亡也。若肝开窍于目者，因肝脉交巅络脑，与脑髓神经有密切之关系者也。其为病也，蒋氏验色主病歌诀[①]云：两眼黑睛黄主热，白睛红黄伤寒劫。凡目直视，目斜视，目连劄，目淡青或赤，皆肝病犯脑之特征。目睛视物不转，或目合不开，或目开不合，或哭而无泪，或不哭而泪出，皆肝病连脑之绝症。总之，目明能识人者易治，目昏不识人者难治。身体发热而眼羞明者，其病必重。瞳孔过小而且斜视者，其病最重。若目反上视，或目瞪不轮，或目睛正圆，或戴眼反折，或眼胞陷下者，皆必死不治也。婴儿颅囟未合，脑髓最灵，视神经最易感触，不论外感内伤，一动肝风，无不刺激神经，或为脑膜炎，或为脊髓脑膜炎，所以婴儿多痉与瘈疭之证也。此为望色审窍之第一要诀，研究儿科学者，首宜识此。

---

① 验色主病歌诀：此部分疑摘录何廉臣《小儿诊法要义》，读者明鉴。

察鼻孔形色要诀

鼻孔属肺，吸收空气，窍虽司臭，呼吸尤利。流清涕者，风寒袭肺；流浊涕者，风热犯肺。鼻孔液干，秋燥伤肺；鼻孔气臭，内痈伤肺。鼻孔癖胀，肺热有风；鼻孔扇张，肺痰上壅。初病鼻扇，咳喘肺室，久病鼻扇，喘汗肺绝。鼻涕常流，初病鼻渊；鼻涕浊移，久病鼻渊。鼻孔燥黑，如烟煤者，阳毒热极；鼻孔黑润，出冷气者，阴毒冷极。

〔参〕鼻为司臭之窍，全在左右二孔，孔内有黏膜，有毫毛，凡物质之气，由空气传达于此，即能识别香臭，而呼吸尤利赖之。故《灵枢经》曰：肺气通于鼻，肺和则鼻能知香臭矣。其为病也，鼻伤风，则鼻塞喷嚏，鼻流清涕；鼻伤热，则鼻门干燥，甚或鼻衄，或燥破生疮。鼻鼾难言者风温，鼻鸣干燥者风热。鼻孔扇张，出气多，入气少者，无论外感内伤，症多不治。然有虚实新久之分，不可概言肺绝。若初病即鼻扇，多由邪热风火，挟痰壅塞肺气使然；若久病鼻扇喘汗者，则为肺绝不治。

察口唇齿形色要诀

口为脾窍，实关于胃，其华在唇，齿络肠胃，为肾之余。诊法一揆，先看口唇。口中气热，从外生风；口中气温，从内生风。口鼻气粗，疾出疾入，邪气有余，外感实证；口鼻气微，徐出徐入，正气不足，内伤虚证。口干舌燥，胃心皆热；口燥咽痛，胃肾并热。口燥咬牙，热盛风痉；口噤鼻扇，痰厥急惊。口吐黏涎，脾热实证；口流稀涎，脾冷虚证。口张大开，症属脾绝；口出鸦声，症属肺绝。口如鱼嘴，口气直喷，皆属绝症。环口黧黑，口燥齿枯，皆为死症。口齿糜腐，则为口疳；口鼻生疮，则为肺疳。唇焦而红，少凶多吉；唇焦而黑，多凶少吉。唇干而焦，脾蕴燥热；唇淡而黄，脾积湿热。唇燥舌干，心脾热极；唇肿舌焦，脾胃热极。口唇红紫，血瘀虫啮；口唇淡白，营虚失血。唇红吐血，胃热盛极；唇白吐涎，脾冷虚极。唇赤如硃①，心经血热；唇白如雪，脾阳将绝。唇茧舌裂，多属毒积；唇紫声哑，多属虫积。上唇有疮

---

① 硃：考《康熙字典》，为丹砂也。近世多作朱砂。

（唇有白点），虫食其脏；下唇有疮，虫食其肛。唇謇而缩，不能盖齿，固属脾绝。唇卷而反，兼舌短者，亦属脾绝。唇口颤摇，不止者死。唇吻反青，气冷亦死。次观其齿，齿燥无津，胃实热极；齿焦而枯，胃液涸竭。咬牙龂齿，口筋牵掣；但咬不龂，牙关紧急。上齿龈燥，胃络热极；下齿龈燥，肠络热极。齿光如石，胃热甚剧；齿如枯骨，肾阴已竭。齿燥如糕，胃肾两竭，齿忽啮人，心肾气绝。热耗胃津，齿色必紫，紫如干漆，尚可挽回；热耗肾液，齿色必黄，黄如酱瓣，其症多危。齿缝流血，若牙痛者，胃火冲激；血出牙龈，若不痛者，肾火上逼。

〔参〕口为司言食之窍，在面部下方。口窍之边曰唇，唇内有齿，齿内有舌，食物皆由此入内，以营养身体。故《内经》曰：口唇者，声音之扇。《难经》曰：口唇者，肌肉之本。经又谓脾胃之华在唇四白，四白者，唇之四际白肉也，与肺最相关系。盖呼气从口而出，吸气从鼻而入，故足太阴脾与手太阴肺，同为一经。然口主饮食，无不先通于胃，而口内廉泉玉英二穴，由足少阴肾化气上行，以生津液，故《内经》谓津液之道。经又云：女子七岁肾气盛，齿更，三七肾气平均，故真牙生而长极。男子八岁肾气实，齿更，三八真牙生，五八齿槁，八八则齿发去。若上齿龈，为足阳明胃络，下齿龈，为手阳明大肠络，亦载《内经》。故唇齿相依，为口出声、调语、纳食、咯痰之机关，而与肺脾肾胃肠，各有相维相系之处。虚实寒热从此分，死生亦从此决。其为病也，口甜是肝热脾湿，胃有痰滞也。口咸是肾水上泛，肾热也。口淡口臭，皆胃热也。口辛，肺热也。口苦，胆热也。口酸，肝热也。若口如鱼嘴尖起者，为鱼口，则啼不出声，或音如鸦声，皆脾败肺绝之候也。唇属脾，红紫血热也；淡白气虚也；青黑者肝乘脾，脾阳将绝也。亦关于胃，唇红而吐，胃热也；唇白而吐，胃虚也；唇色平常而吐，作伤胃论。凡儿病人中平满，为唇反，唇反者，肉先死，俱不治。齿为肾之余，龈为胃之络，前板齿燥，脉虚者，多中暑；下截齿燥，脉芤者，多便血。惟齿槁者，多属肾热。总之，口唇齿三者，皆为消化器之重要部分，细察形色，于诊断上亦最有验。

验舌苔形色要诀

舌为心苗，膜接胃肠，脾肾肝脑，辨别宜详。舌尖属心，故主上焦；舌中脾胃，故主中焦；舌根属肾，故主下焦。舌上乳头，辨味之应，内含血管，密布神经。验舌之要，先观其舌，次察其苔，乃能确实。

〔参〕舌在口腔之中，系赤色筋肉，纵长横狭，前尖后大，表面凸凹不平。其突高处，多成细点，在舌心者，形如蕈菌，点旁附有小物，形如花蕾；在舌根者，形如小豆，其数由八颗至十颗，常作人字形排列。舌之表面，皆有黏膜盖之，内应心脏，外司味觉。咸苦两味，舌心最易感触；甘酸两味，舌边最易感触①。其所以最易感触者，在舌乳头及舌神经。舌乳头者，即舌上小粒突起之处，内含血管，及与脑相连之味神经，以辨食味。共有三种：（一）丝状乳头，在舌旁及舌面，其上面有丝形突起之线。（二）簟状乳头，散在丝状乳头之间，于舌尖为最多。（三）轮廓乳头，在舌根近旁，排列如人字形，较前数种为大，内藏味神经之末梢，曰味蕾。舌神经者，即分布于舌上之脑气筋也，上连于脑，有味神经及动舌神经之别，以司辨味及运动舌体之用。此言舌生理上之体用也，更论舌与内脏经脉气化之关系，及其病理。《内经》云：舌者，心之官也。心主言，在窍为舌。手少阴之别，系舌本。手少阴之筋，支者，系舌本。心气通于舌，心和则舌能知五味矣。其为病也，心病，则舌卷短，颧赤，心脉搏坚而长，当病舌卷不能言，且其实则支鬲，虚则不能言。经又云：足少阴循喉咙，挟舌本，至任脉廉泉穴而终。足少阴之脉，贯肾，系舌本，足之少阴，上系于舌，络于横骨，终于会厌。足少阴之标，在背腧与舌下两脉也。舌下两脉者，廉泉玉英也。廉泉玉英者，津液之道也。其为病也，舌纵则涎下烦悗，取足少阴。肾所生病者，口热舌干，咽肿上气，嗌干及痛，烦心心痛，刺足少阴脉，重虚出血，为舌难以言。又云：足太阴之正，上至髀，合于阳明，与别俱行，上结于咽，贯舌中，足太阴之标，在背腧与舌本也。脾足太阴之脉，上膈挟咽，连舌本，散舌下。其为病也，舌本强，或舌本痛，食则呕，胃脘痛，腹胀善噫，得后与气，则快然如衰，身体皆重，刺舌下中脉，

---

① 咸苦两味，舌心最易感触：据何廉臣《小儿诊法要义》补。

太过血出不止，为喑。又云：上焦出于胃上口，并咽以上，贯膈而布胸中，走腋，循太阴之分而行，还至阳明，上至舌下。足阳明，其浊气出于胃，走唇舌而为味。又云：足厥阴气绝，则筋绝。厥阴者肝脉也，肝者筋之合也。筋者，聚于阴器而脉络于舌本也。故脉不荣则筋急，筋急则引舌与卵。故唇青舌卷卵缩，则筋先死。庚笃辛死，厥阴终者，中热咽干，善溺心烦，则舌卷而卵上缩而终矣。他如足太阳之筋，其支者，别入结于舌本。手少阳之筋，其支者，当曲颊入系舌本，其病舌卷，亦载《内经》。至若舌苔[①]，舌上所生之垢腻也。外感病在表时，往往无苔，迨渐入于里，与津液相搏，则舌上之垢腻渐多。有白苔舌，黄苔舌，黑苔舌，灰苔舌，霉酱黑苔舌，红色舌，紫色舌，青色舌八种。前清梁特岩曰：舌居肺上，腠理与肠胃相连，腹中邪气，熏蒸酝酿，亲切显露，有病与否，昭然若揭，亦确然可恃。故凡辨舌，无苔，则审舌之本色；有苔，则凭舌之现色。参之望闻问切，以判表里寒热虚实之真假，虽不中不远矣。西医柯为良曰：凡舌上面有刺，刺中有脑蕊，能主尝味，亦有苔，用以察病，最为有益。西医合信氏曰：验舌苔形色干湿，可辨表里。合古今中外学说以参观之，验舌为诊断上之最要，中西一致。特西医察舌，不若中医之精且细耳。

凡验舌苔，婴孩小童，各宜区别，观察不同。婴儿之舌，本有乳苔，白滑而薄，是为常苔。一有感伤，形色随变，胎毒遗传，必先明辨。

舌难转动，肿硬苔白，不能吮乳，此为木舌。舌色鲜红，下生小舌，位近舌根，此为重舌。舌根生疱，状若白珠，啼而不乳，俗称顶珠。舌生白屑，黏溃满口，吮乳不得，俗称鹅口。视此四症，婴儿所独，或由胎热，或因胎毒。

〔参〕凡小儿三四岁以下，患感症杂病，辨舌与少壮略同。惟产生至一二岁，其舌有特种疾患，不可不防之。美医嘉约翰云：小儿之病，舌上每有白衣，若初生小儿，舌上白膜裹住，或如石榴子，或遍舌根，哭不出声，若不刮去，其儿必哑，或发惊。若小儿舌根下，忽有筋一条，绊其舌尖，不能吮乳，或舌下总筋，上生白膜，连舌尖绊住，用银针磨尖，轻轻挑断之。若初生儿，舌上忽生黄疱出水，此为心脾之火。若小儿初生，舌上生白屑如米，剧者口鼻

---

① 苔：原为"胎"，据文义改，下同。

亦有之，此由胞胎中受谷气盛，所谓鹅口是也。凡小儿舌大肿硬，不能转动，此心火挟痰也，通称木舌。若舌肿满口，或胀出口外，难纳药者，所谓肿舌是也。此皆小儿所特有者也。

若验舌苔，多由胃浊。苔厚而多，胃有腐浊；苔薄而少，胃鲜腐浊。鲜红实热，淡红虚热，深红血热，暗红瘀热，淡白虚寒，滑白痰枳，白腻湿滞，黄腻湿热。白腻而厚，胃肠冷积；黄厚而糙，胃肠热积。舌红而肿，胎热盛极；舌紫且黑，胎毒发泄。舌现白点，连唇亦生，或起槟纹，虫积特征。舌色红紫，疼痛异常，甚则红烂，舌疳凶状。

〔参〕清刘吉人云：舌为胃之外候，以助输送食物，入食管胃脘之用。其舌体之组织，系由第五对脑筋达舌，其功用全赖此筋运动。舌下有青紫筋二条，乃下焦肾脉上达，有穴二，名曰金津、玉液，所以生津液以濡舌质拌化食物者也。舌之表面，乃多数极小乳头铺合而成，此乳头极小微点，以显微镜窥之，则时见形如芒刺，摸之棘手，或隐或现，或大或小，或平滑，或高起，随时随症，变易不定。中医以舌苔辨证者，苔即胃中食物腐化之浊气，堆于乳头之上，此明舌苔之所由生也。常人一日三餐，故苔日亦三变，谓之活苔，无病之象也。其所以能变者，因饮食入胃时，将腐浊遏郁下降，故苔色一退，至饮食腐化，浊气上蒸，苔色又生。胃中无腐浊，则苔薄而少，有腐浊则苔厚而多，此其常理也。若辨苔色之法，白而薄者，寒邪在表，或气郁不舒；白而厚者，中脘素寒，或湿痰不化。黄苔薄而滑者，表犹未罢，热未伤津。黄苔有质地而浊者，邪已结里。若黄浊愈甚，则入里愈深，热邪愈结。黑苔焦枯，为火炽水竭。久病舌起烟煤者，属胃虚液涸。又如苔色淡白者，多寒有水；及发纹满布者多湿。其色黄厚者，多食滞；带灰及干砂刺点者，多伏热。色见黄白，间或焦黑者，气分化燥；舌色绛红，间或光亮者，血分受热。平日多黄苔，其人必胃热；多红色，其人必营虚。至于如水黑青色者为虚寒，如咸腻厚者为瘟疫，此皆朱心农临证实验之看法。西医嘉约翰云：凡各种重病，舌皆有苔，伤风发热病第一层时，喉核生炎，舌上有一层白蜜色之苔。发热病第二层，舌有厚黄色或黑色之苔。若胃肠中有燥粪，胆汁则逆流而上[1]，其色即黄。苔色黑

---

① 上：原为"下"，据何廉臣《小儿诊法要义》改。

者，表明血中有炭气，为有毒也。血不清洁，生津不爽，并大便恶臭之时，舌有一层厚黑干苔[1]，牙有黑垢，舌有紫色干苔。惹厌之病将退，舌即渐变湿润。黄疸病，舌有胆汁色之苔。身虚血泄病，舌有湿苔。好饮酒，其舌上常有裂纹，则舌体多紫。此皆验舌苔之大要也。

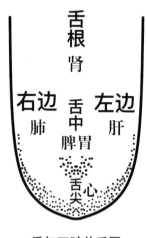

舌与五脏关系图

舌苔如地上初生之草，草必有根，无根者为浮垢，刮之即去。地如秽浊，草必畅茂。邪气入胃，苔必厚腻。故以舌苔辨病之虚实寒热，邪之深浅轻重。《温热经纬》注

舌上无苔为在表，鲜红为火，淡白为寒。指无苔言 若有白苔为半表半里，黄苔在里，黑苔病入少阴，主危险。陈修园注

温邪舌白而燥者，肺阴亡也。舌白如粉者，热踞[2]上焦也。白苔在杂症，是胃中积滞。白苔在温症，亦属积滞，定属热邪，一二日变成黄黑矣。舌白而干者，多谵语。舌白而尖渐红、口渐燥皆属热。《温热经纬》注

舌白为寒。如白而不燥，须问其口中和否。如口中自觉黏腻，湿渐化热。口苦而渴者，邪已化热。或渴喜热饮，邪虽化热，而痰饮内盛也。又舌白属气，主病在气分，则白苔不必尽属于寒也。《温热经纬》注

---

① 苔：原为"舌"，据何廉臣《小儿诊法要义》改。
② 踞：原为"据"，据《厘正按摩要术》改。

舌苔白厚而干燥者，胃燥气伤也。舌白而薄者，外感风寒也。若白薄而干者，肺津伤也。《温热经纬》注

白苔黏腻，吐涎沫而浊厚者，口必甜味也，为脾瘅①病。湿热之气与谷气相搏，土有余也。盈满则上泛，宜芳香辛散以逐之②。苔白如碱者，胃中宿滞，秽浊郁伏，急宜开泄。叶天士注

白苔如积粉之厚，其秽浊重也。瘟疫病初入膜原，未归胃府，急宜透解。叶天士注

舌润如常而未生苔者邪在表，苔白而滑者邪入里。周于蕃注

苔白而中黄者邪入胃，苔干白而中心黑者危。周于蕃注

舌绛深红色也者热入营也。舌尖绛而干者，心营热炽也。舌中绛而干者，胃火热灼也。若望如干，以手扪之尚有津液，湿热熏蒸，浊痰蒙闭也。叶天士注

舌绛而上有黏腻，似苔非苔者，中挟秽浊之气。舌绛而短，难于抵齿者，痰阻舌根，有内风也。叶天士注

舌绛而光亮，胃阴亡也。舌绛而有碎点，或白或黄者，当生疳也。大红点者（补），热毒乘心也。叶天士注

舌绛而无苔者，热伤血分。舌绛而谵语者，热入心营。周于蕃注

舌红者暑症，红极者温毒。舌红嫩如新，望之润而扪之干者，妄行汗下，津液竭也。周于蕃注

舌底绛而面有白苔者，湿热遏伏也。舌绛而干缩者，肾阴竭也。周于蕃注

舌绛而紫，紫而暗，潮湿不干，内有瘀血。若晦而干者，精血已枯，邪热乘之，总由肾色黑，肝色青，青黑相合而见于舌，变化紫晦，为肾肝色泛，多无治。王孟英注

舌黄主热，为邪已入里，或淡黄，或老黄，如沉香色。或中有断纹者主热。叶天士注

温邪变症最速，舌色一黄，顷刻即成灰黑，以其火中挟风也。天下至速者莫如风火，火就燥，口渴舌干，皆热邪横肆，弥漫三焦也。周于蕃注

---

① 瘅：原为"痹"，据《厘正按摩要术》改。
② 宜芳香辛散以逐之：据《厘正按摩要术》补。

舌苔黄而厚腻者，热踞中焦也。苔黄而或兼白者，热滞胃脘也。周于蕃注

苔黄而滑者热尚轻，苔黄而干者热已盛，舌中黄而两边白者邪入里。周于蕃注

苔黄而带灰色者胃热，苔黄而带黑色者危。周于蕃注

苔黑有虚实寒热，黑而燥者为热，黑而润者为寒。王孟英注

阳虚而舌黑者，润而不燥，或无苔而如烟煤者，是肾水来乘心火。王孟英注

注文引自《厘正按摩要术》

辨舌苔之实验

阴虚而舌黑者，不甚燥，不甚渴，其舌赤，或舌中黑而无苔垢，舌本枯而不甚赤，宜壮水滋阴。《温热经纬》注

舌中无苔，而舌根有黑苔干燥者，热在下焦也。《温热经纬》注

舌本无苔，惟尖黑而燥，为心火自焚，不可救药。《温热经纬》注

苔黑而滑者，水来克火，为虚寒症，当温之。若见短缩，肾气竭也。《温热篇》注

舌黑而燥者，津枯火炽也，宜泻南补北。若燥而中心厚者，土燥水竭，以清脾补肾为宜。《温热篇》注

舌黑而润者，外无险恶情状，胸有伏痰，暑热症夹血，亦多有之，切勿误作险症。何报之注

淡①红无色，或干而不荣，胃津液伤，而气不能化液也。《温热篇》注

苔不拘何色，而忽生芒刺者，上焦热极也。或断纹燥裂，亦主热。《温热篇》注

舌焦而齿煤，唇血燥裂者，火炽血涸，欲成风痉也。《温热篇》注

有热无湿者舌无苔，即有苔亦薄。若有湿有痰而热者，必有浊苔。但湿在表者，亦无苔。周于蕃注

初病苔白厚，宜宣通气分。久病苔黄厚，宜宣通血分。病久有苔而燥，泻积救阴。病久无苔而干，滋阴养液。林佩琴注

杂症舌中绛而干，须清营热。杂症舌灰有津，须引火归元。杂症苔黄，

---

① 淡：原为"痰"，据《厘正按摩要术》改。

其味或苦或酸，皆脾经有热。林佩琴注

舌黑有虚寒，有实热。虚寒者舌必润，实热者舌必燥。舌黑谵语属热，无谵语属寒。惕厉子注

舌白有寒有热，无苔而淡白者寒，有苔而厚白者热。舌白而干者热，舌白而潮者寒。若淡白而以为口干者，则病人自觉干，而视舌者不见其干，宜用桂附补命火①（补），则津液熏蒸上潮于肺，不得以口干而用寒凉。林佩琴注

苔润有液者为寒，苔燥无液者为火。舌上无苔，如去油猪腰为亡液，名镜面舌，主危险。陈修园注

舌有半边干半边湿者，为胆病。舌半边白苔、半边黄苔或黑苔者危。周于蕃注

舌中黑而燥，两边或白或黄者，外感症。舌中黑而润，两边白者，表里皆虚。周于蕃注

舌半黑半黄，或半黄半白，或中干边润，或尖干根润者，传并之邪。周于蕃注

舌苔，舌上所生之垢腻也。外感病在表时，往往无苔，迨渐入于里，与津液相搏，则舌上之垢腻渐多。有白舌苔，黄舌苔，黑舌苔，蓝舌苔，霉酱黑舌苔，灰色舌苔，红色舌苔，紫色舌苔。医学辞典注

白苔有黑点者胃热也，有红点者火炎也。舌红有白点者邪入心胞也，有黑点者胃热也。周于蕃注

舌中酱色者，夹食伤寒也。舌蓝色者肝绝也。周于蕃注

苔灰而薄者邪轻，苔黑而厚者邪重。苔渐退者邪亦退，苔渐进者邪亦进。周于蕃注

验舌苔辨寒热

舌虽为心之苗，而脏腑寒热之气无不荟萃于一舌，故即一舌之或黄或白或黑或赤，而可断其为或寒或热或虚或实也。舌本属肾，舌尖属心，两边属肝

① 宜用桂附补命火：据《厘正按摩要术》补。

胆，中央属脾胃。病在表，舌无苔，入里则苔结矣。苔黄者里有热也，黄而干枯无津液者，热甚也，苔黑而舌燥裂无津液者，热至极也。若黑而油润有津液者，此又为寒极似热。若舌尖红赤，而又有小粒子者，此是心热。若舌黄赤而舌尖灰白者，此为下热上寒，反之则为下寒上热。若满色白腻，而有津液者，此为虚寒阴凝。然苔白而有寒热往来，口苦咽干者，又系少阳热结。医者苟于审症不明，可用此法，以诊寒热。至于小儿无识，不易开口，可在其唇下承浆穴掐之，使其哭以张口也。清涂蔚生注

凡有苔而退者，由舌尖退至中，由中退至根，若舌本干燥，苔必退，亦有舌尖中根渐薄而一齐退者。林佩琴注

苔因食酸而变者，为染苔，食橄榄则黑，食枇杷则黄。王孟英注

舌青皆厥阴之病。凡病者舌青主寒，无治。至妇人胎死腹中，则舌灰舌青，又一说也。林佩琴注

小儿弄舌者主热，若大病未已而弄舌者凶。钱仲阳注

小儿病重，舌舔鼻者，主大凶。彝庭注

病初起，舌干而脉滑脘闷者，痰阻于中，而液不上潮，未可率投补益也。王孟英注

舌红而更有红点如虫蚀之状者，热毒炽盛，火在上水在下，不能相济也。周于蕃注

舌红而更有裂纹如人字形者，君火燔灼，热毒炎上也。舌淡红而中有大红星者，亦君火燔炽。周于蕃注

〔参〕《内经》辨色而舌苔独遗，近代诸方家详言之，实有可据。清张诞先著《舌鉴》，列图疏方，衹论伤寒，不论杂症，殊多遗漏。周于蕃等家辨舌色，独出手眼，超绝千古，殆所谓别有神悟，洵不传之妙诀也。

察溲便辨颜色要诀

前后二阴，为肾之窍。前为清窍，后为浊窍。溲出前阴，便出后阴，二便之色，可断病情。溲名水液，载在《内经》。澄澈清冷，皆属寒证；浑浊臊臭，皆属热证。溲如米泔，则为湿热；溲如苏木，则为血热。红黄色者，肝经

实热；淡黄色者，肾经虚热。睡中遗溺，谓之尿床。溲凝如膏，溺白之状。溺长清利，肾气充极；溺短涩痛，膀胱热结。溺时点滴，尿管痛剧，沙淋之候。溺如米浆，浑浊滑流，溺浊之候。便色老黄，则为实热；便色淡黄，则为虚热。便如桃浆，则为血热；便如胶漆，则为瘀热。大便腥臭，如败卵者，内伤乳积；大便酸臭，如坏醋者，内伤食积。大便急迫，肠鸣腹痛，为小肠热；大便灼痛，肛热如焚，为直肠热。

〔参〕肾有内外之别，内肾俗称腰子，为分析血中废料，成尿液之器官。在腹腔之背，共二枚，对列于左右。形如蚕豆，色红褐，外旁凸出，内旁凹入，凹入处，曰肾门。全体分肾皮、肾髓、肾盂、肾圆锥、谋氏囊、泌尿管各部。肾门间，有肾动脉及肾静脉各一，血液由肾动脉入肾中谋氏囊及泌尿管，滤取尿液。尿液入肾圆锥，经肾盂及输尿管入膀胱。余血则从泌尿管出而入肾静脉，复归心脏。膀胱俗称尿胞，为贮尿之囊，作卵圆形，颇有弹性，在腹腔下部，其底旁左右，各有输尿管一条，通于肾脏，前面下旁，又有排尿口，口有括约筋与尿道连接，肾脏分泌之尿，经输尿管入于膀胱，贮蓄即满，则放开括约筋，从尿道泄出，故肾与膀胱为泌尿之器。观此，则《内经》所云肾与膀胱相表里，主水，为胃之关，关门不利，故聚水而从其类焉；膀胱者，州都之官，津液藏焉（津液即尿液），气化则能出矣者，则中西一致矣。大肠，即肠之下部，形如管，较小肠为粗短，上接小肠，下连肛门，分盲肠、结肠、直肠三部，盘曲于腹内，内面之黏膜无绒毛，不能如小肠之善吸养料，但能吸收水汁，使废物为粪块而出。故《内经》所云大肠者，传导之官，化物出焉者，亦新旧沟通矣。其为病也，如《内经》云中气不足，溲便为之变。变也者，如中气不足以御寒，溲则澄澈清冷，甚则膀胱不约而遗溺，便则溏泻飧泄，甚则大小肠直倾而洞泄。中气不足以制热，溲则水液浑浊，甚则膀胱不利为癃，便则胶闭燥结，甚则大小肠胶结而为痢，此皆有颜色之可辨也。若询之疑似，则令病家取至庭中，观其颜色，藉以审疑难大症，初不可嫌其秽亵，庶免讹传误听之弊，以此区辨，则寒热虚实立判矣。

·指 纹·

辨指纹三关要诀（一）

幼科指纹，聚讼纷纷，推原其理，学本经文。二岁以前，病脉难诊，虎口三关，辨其色纹。初风中气，末为命关，男左女右，侧指而看。

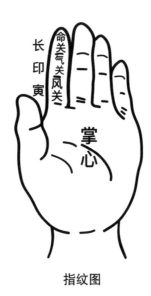

指纹图

〔参〕小儿自弥月至于三岁，犹未可以诊切。非无脉之可诊，盖诊之难，而虚实不易定也。小儿每怯生人，初见不无啼叫，呼吸先乱，神志仓忙，而迟数大小已失本来之象矣，诊之何益？不若指纹之可见者，与面目病候相印证，此亦医生望中切两兼之意也。指纹与寸关尺同一脉，按《内经》十二经络，始于手太阴，其支者从腕后出次[1]指之端，而交于手阳明，即指纹是也。指纹起于宋人钱仲阳[2]，以食指三节，分为三关。寅曰风关，卯曰气关，辰曰命关。纹见风关症轻，纹见气关症重，纹见命关症危。虽未必其言尽应，而其

---

① 次：原为"脱"，据《厘正按摩要术》改。
② 钱仲阳：原为"钱仲扬"，径改。

意可取者，位则自下而上，症则自轻而重也。总之，指纹与太渊脉相连，凡有外邪在皮毛腠理之间，太渊脉浮，指纹亦显露于外，谓之表证。及邪入里也，浅深有别。若指纹半沉，邪在阳明胃经，指纹极沉，邪在阳明胃府，所谓以浮沉分表里也。若小儿肌肤㿠[①]白，唇色惨淡，多属阳虚。指纹四时皆淡，虽有病亦只淡红、淡青、淡紫而已。淡红为虚寒，淡青为虚风，淡紫为虚热，此盖根本不坚，中气怯弱，无论新病久病，总归于虚，皆不可攻伐克削。若病邪遏郁，营卫阻滞，升降羁留，指纹推而涩滞，绝无流利，症由痰食风热相搏，是为实证，所谓以淡滞定虚实也。其审纹之法，纹直则热，纹曲则寒，纹多如脉数，纹少如脉迟；纹入掌中，主腹中寒痛；纹向中指弯者，为内，为顺症，为外感风寒；纹向大指弯者，为外，为逆症，为内伤痰食；纹如鱼刺，风痰皆热；纹如三叉，痰嗽不止；纹如生花，纹如丫样，或两丫齐上，透出三关，或向外弯而侵于指甲者，为难治。其辨纹色之法，紫主热，紫而兼青，主伤食；青主风主惊，青而兼黑，主痰滞抑郁；红主寒，白主疳疾，黄主脾困，黑主中恶、危险无治。黄为中和之气，红乃文明之色，红黄隐隐，主身安无病，要不可不察。或又谓青主肝病，或发惊，或伤风，肝木乘土，或腹痛泄泻，粪带青色，以儿常啼哭为验。黄主脾病，食积内伤，肿胀腹满，吐泻痞积疳疾等症。赤主心病，痰涎壅盛，惊悸不宁。白主肺病，咳嗽痰积。黑主肾病，脏腑中寒中恶，危急堪虞。其诊指纹也，病人抱儿对立于向光之处，医者以左手握儿食指，以右手大拇指侧面，或蘸口津，由命关推上气关风关，指纹愈推愈出，切不可覆指用指面推之，以指面螺纹有火，克制肺金，纹必变色，大损肺气，慎之戒之。

指纹以八片锦之诊察（二）

诊察指纹状候，其次指上仄[②]三节，名曰三关。小儿分男左女右者看之，且有八般筋脉纹状，以验其病，名曰八片锦。最下一节，名为气关，有纹过

---

① 㿠：原为"晃"，据文义改。

② 仄：通"侧"。

者，病才觉重，诸病既生，则气不调顺，故名气关也。第二节名为风关，有纹过者，多发惊风，渐加困重，故名风关也。第三节名为命关，有纹过者，则病极而命危殆，故名命关也。按上称三关，与今说有互易处，然解释三关之名称，颇具义理。但风气命之说，相沿已久，改革甚难，故仍之。惟八片锦之形称，其说甚古，且颇新颖，兹录于下。

（一）ㄨ 鱼刺形，主初惊。在气关，主壮热吐泻；在风关，主初惊才发；在命关，惊极难治。

歌曰：形如鱼刺是初惊，遍体如汤面色青，

　　　　吐泻躁烦如此证，通肠和气便惺惺。

（二）丨 垂针形，主泻痢。在气关，主伤冷吐泻；在风关，主泻转惊风；在命关，主转慢脾风极候。

歌曰：形如悬针泻痢多，惊啼身热定违和，

　　　　此病若变惊风慢，命关已度是沉疴。

（三）水 水字形，主肺惊。在气关，主涎痰咳嗽虚积；在风关，主气喘呕涎；在命关，主肺败不治。

歌曰：形如水字肺家惊，虚积相传面色青，

　　　　膈上有涎急须治，命关若过更无宁。

（四）乙 乙字形，又曰中曲，主食惊。在气关，主食伤吐痢；在风关，主传变虚风（乙形属肝、肝刑于脾）；在命关，转慢脾风不治。

歌曰：形如乙曲病因肝，眼慢惊啼瘛疭偏，

　　　　冷积为伤传变此，慢脾风已度三关。

（五）ξ З 去蛇形，主内实外虚。З 来蛇形，主外实内虚。З ξ 蛇中卷形，主内外俱虚。此数样皆曲虫，又曰曲蛇。在气关，主疳积；在风关，主疳劳带惊；在命关，不治。

歌曰：形如蛇曲病因深，脾积疳劳又带惊，

　　　　未过二关宜早治，若过三关更莫论。

（六）⌒ 长者弓形，短者环形，主疳积。在气关，主吐逆及疳热吃泥土；在风关，主疳极羸瘦；在命关，不治。

歌曰：形如环弓疳气黄，好食泥土是寻常，

此病早求良医治，三关已到命飞扬。

（七）i[丬] [册] [丬匕] [丿川] 乱纹形，主虫痛。在气关，主气不和，有虫积食诸生物；在风关，主虫咬心腹痛；在命关，主病困极难治。

歌曰：纹乱纵横虫上寻，晓夜啼哭（哭又作号）不可禁，

神佛求遍都无应，安虫祛积得康宁。

（七）○珠形死候，此候不拘三关上下见者，皆为死候。

歌曰：流珠死候不须医，便是沉疴莫疗之，

三关若见都休望，安排后事更无疑。

按：明儿科王肯堂曰：古人指纹之说，虽各按形晰义，然余尝治之，亦有不专执其形色而治疗者。盖但有是症，即施是术，而亦多验。观此，则辨指纹之形色，不必尽执旧说，勿过拘泥也。

辨指纹左右要诀（三）

凡看指纹，手络虽同，左肝右胃，亦要明通。肝络现者，血热生风；胃络现者，积热动风。

〔参〕宋人《水镜诀》云：凡看婴孩，须明虎口，辨别三关，男左女右。明医万密斋述汤氏云：男验左手，女验右手。盖取左手属阳，男以阳为主；右手属阴，女以阴为主。然男女一身，均具此阴阳，左右两手，亦当参验。左手之纹，病应心肝；右手之纹，病应肺脾，知此消息，又得变通之意矣。观此，《水镜诀》以男女分左右，汤氏驳之，又以心肝肺脾分左右，皆属臆度，似是而非。若分左肝右胃，虽为汪氏省之所独创，其说较为近理。姑就管见以说明之，心主经脉（即发血管），肝主络脉（即回血管），凡经络交通，左右得以循环者，全赖肝主回血，上行于肺，由肺脉落左心房，逼血循行于手臂，其络脉与经脉并行不悖。故从左手虎口，发现于次指，指纹乃浮露于表面。胃为十二经络之海，左端与脾膜相连，脾主统血，为动脉宽间之地，且有一支大络，络脉从左过后，入右总回管，由总管横回于手臂，故从右边虎口，发现于次指，指纹乃浮露于表面。滑氏谓指纹宜藏，不宜暴露。石氏谓暴露为血燥生风，故汪氏皆主热盛动风，左主血热，右主积热。论虽翻新，而分际极清。

辨指纹浮沉要诀（四）

外邪初受，指纹乍浮，病尚在表，不足为愁；邪热入里，指纹多沉，病势轻重，宜辨浅深。

〔参〕清陈飞霞云：此纹与太渊脉相通，凡有外邪，太渊脉浮，此纹亦浮。盖邪在皮毛腠理之间，故指纹亦显露于外，谓之表症，速宜疏散，启其皮毛，开其腠理，使邪随汗而解。若往来寒热，热重寒轻，指纹半沉，尚在阳明胃经，治宜解肌。若外症身热不已，指纹极沉，已入阳明胃府，速宜攻下。庸手见其身热，犹以风药治之，盖病在内，治其外，不特病邪不解，适足燥其阴血而增困耳。

辨指纹三关病势要诀（五）

纹在初关，虽重无妨；中关已险，末关宜防；三关直透，症多夭亡。

〔参〕清余梦塘曰：风轻气重命危之说，亦是板执之论，尝见纹不透关射甲，而其儿已死者；有纹已透关，而其病又渐愈者。但透关之纹，病必重耳。按三关直透，亦有射甲透指必别，射甲者，命关之指纹向外；透指者，命关之指纹向内也；向内为顺，向外为逆。然亦不可拘。予故谓指纹之说，学者幸勿过事株求。

辨指纹弯向病状要诀（六）

形如弯弓，内外有别。纹向内弯，外感风疾；纹向外弯，内伤饮食。纹入掌中，其腹痛剧，米粒丫枝，并为不吉。势有向背，亦宜辨识，纹势向里，病犹为顺；纹势向外，证必为逆。

〔参〕清陈飞霞云：指纹之两头，弯向中指，为内、为顺，症为外感风寒；指纹弯向大指，为外、为逆，症为内伤饮食。若掌心包络所主，纹入掌中，邪侵内脏，由中气虚寒也，故为腹疼。至于向背顺逆，陈氏已经说明，兹不赘。

辨指纹各色要诀（七）

小儿指纹，原是青络，浮络本青，何关病毒，隐隐红黄，亦为常络。鲜红深红，热窜血络，紫为热炽，黑乃血毒。

〔参〕《内经》谓：风气通于肝，肝胆之络受风，指纹便见青色。色青而浮者，此伤风寒之候也；色青而沉者，此中阴寒之候也。故《灵枢经》曰：色青则寒且痛。青而兼紫，则为伤食，食积乃有形之物，壅遏脾胃，气机不能宣化，每致食积化火，火旺则生风，上窜肺经，则痰壅气升，刺激神经，则痉瘛昏厥。世俗便称急惊风，儿科凿分为食惊痰惊，见形取名，种种讹传，不胜枚举，皆由未曾研究病理之故耳。故陈飞霞曰：病若抑郁日久，肺脾愈困，荣卫愈涩，则风痰食热，固结中焦，纹多青而兼黑，急宜攻下，庶有生机，误认惊风，百无一救。陈氏又云：黄为中和之气，红乃文明之色，红黄隐隐，焉有不安。若鲜红多由邪闭经络，经气郁，则络气亦郁，郁则邪从火化，指纹每见深红。若婴儿中气虚弱，荣卫不充者，纹必淡莹。淡而兼红，此脾胃气虚之应也。

按：指纹色紫络热之征，固已。盖因[①]络脉中血色素本属青紫，络血郁，则纹色见青；络血热，则纹色紫而兼青。若指纹色黑，皆属络瘀。其症有中寒中恶之分，中秽恶，指纹则浮而紫黑，其色显明；中阴寒，指纹则沉而青黑，其色晦黯。此皆指纹分五色之原理也。

辨指纹淡滞要诀（八）

指纹淡淡，先天素怯，脾胃本虚，慎防攻削。关纹涩滞，邪气久留，或通或攻，临证推求。

〔参〕陈飞霞云：小儿禀受阳虚者，指纹四时皆淡，虽病亦只淡红淡青淡紫而已。盖淡红虚寒，淡青虚风，淡紫虚热。此等之儿，根本不坚，无论新病久病，总归于虚，大忌攻伐。如因风热与饮食相搏，荣卫阻滞，升降不通，所

---

① 因：据何廉臣《小儿诊法要义》补。

以指纹推之转涩，全无活泼流利之象，急宜推荡。若三关纯黑，推之不动，则为死症不治。

辨色脉合参要诀(九)

经脉络脉，《灵》《素》并阐，纹色脉象，亦要合参。纹色浮者，其脉多浮；纹色沉者，其脉多沉；纹色虚淡，脉亦多虚。随机证察，毋执一偏，草率一望，辄为病谝。

〔参〕余梦塘曰：手纹与太渊脉，气本相通，乳子病看手纹，尤准于诊脉。盖看脉者，先调气息，静验病情，迟数浮沉，细细探之，方能明白。小儿常怯生人，见面每多啼哭，呼吸先乱，神志仓忙，脉病与否，焉能审确。惟手纹有色可见，啼哭亦无变更。且诊脉者，探其神也，观纹者，察其色也，辨色原易于讨神，色如是，神定如之，断无不合之理。如伤风者，脉必浮，手纹色青，亦浮露于外，原是厥阴肝，在天为风，在地为木，其色青，儿若伤风，肝木必旺，故纹青为表症，为伤风候也。邪若入里，营卫阻滞，必蕴为热，脉或长，或洪滑，或弦数，属半表半里，手纹亦半浮半沉，其色中青而外带红，此外感热症也。若脾胃积滞，阻抑中焦，食积化火，火旺生风，风动冲肺，痰气上逆，脉必沉实而滑，手纹则亦沉，其色青紫而暗。脉洪大弦数有力，为实热，手纹则深红，或紫而鲜明。若虚热者，脉洪数无力，手纹则淡红而柔软。脉迟为虚寒，手纹则淡红一线，旁有白影（白影浮于淡红之上，须斜视之乃见），阴寒直中。脉沉而迟，手纹则沉而青黑（青紫者，旁有红艳，青黑者，旁带晦暗）。脉顽硬坚劲，为无胃气，为真脏脉[①]，纹则粗硬如露青筋，推之血不流利，亦为无胃气。由此参之，手纹与脉，其气相通，其理故同，诊脉可也，看纹亦可也。苟得其诀以扼要，谁谓指纹之不验而不可信也。其说如此，然必外邪深入血分，则指纹形色，变而发现。但可以决病之浅深逆顺，症之寒热虚实，不能决病在何经何脏也。故先宜望面色，审苗窍，查问病源，庶有精

---

① 手纹则淡红一线，旁有白影（白影浮于淡红之上，须斜视之乃见），阴寒直中。脉沉而迟，手纹则沉而青黑（青紫者，旁有红艳，青黑者，旁带晦暗）。脉顽硬坚劲，为无胃气，为真脏脉：据何廉臣《小儿诊法要义》补。

确之诊断，而诊治始能无误。业儿科者，其注意之。

三关主病（十）

小儿食指，有三关可辨，男左女右，从下数上，旁有脉纹隐现，宜细看之。

第一关名曰寅关（即风关），如脉纹青紫，心肝有病，主惊搐，口舌生疮，发热，四肢厥逆，不食；黄白纹，主食停胃口，腹胀痛；色黑者不救。

第二关名曰卯关（即气关），如脉纹青紫，心肝受病，日久成疳，发热头晕，惊怖，面赤口干；黄白纹，疳病在脾肺，吐泻发热，咳嗽吐痰。黑纹，疳病在肾，绕耳生疮，作痛作胀。

第三关名曰辰关（即命关），如脉纹青赤，通过三关，直上爪甲，胃绝多死。

三关主病又诀（十一）

小儿食指辨三关，男左女右一般看。一风二气三命关，说与医家仔细详。左手红色是线色，须知发热又兼惊。右手脉纹如左样，脾伤惊积一时生。纹头有似三叉样，肺气生痰喘作声。色青应有伤寒症，若是宣红泻定生。指脉深青不暂停，微青腹痛粪多青。若兼黑色盘肠吊，眼搐牵抽不得宁。小儿指脉深红色，发搐惊时目强直。微红下痢腹中痛，吐泻脾虚多不食。指上纹生紫色深，惊时啼叫又呻吟。微微紫色肠中通，若是纹弯主恶心。

虎口脉纹歌（十二）

虎口脉纹多，须知气不和。色青惊积聚，下痢泻如何。青黑慢惊发，入掌内钓多。三关急通过（言食指之三关），此症必成痫。

注：引自《幼科医学指南》。

三关部位歌

初起风关证未央，气关纹现急须防。乍临命位诚危急，射甲通关病势彰。

〔注〕纹见风关，为病邪初入之象，证尚轻微，体亦未困，治之诚易。纹见气关，邪气正盛，病已沉重，治之宜速。倘三关通度，纹出命关，则邪气游漫，充塞经络，为至重之候。设透关射甲，则邪气无所容，高而不能降，为亢龙有悔之象，治之者留意，幸勿轻视。

浮沉分表里歌

指纹何故乍然浮，邪在皮肤未足愁。腠理不通名表证，急宜疏解汗之投。

〔注〕此纹与太渊脉相通。凡有外邪，太渊脉浮，此纹亦浮。盖邪在皮毛腠理之间，故指纹亦显露于外，谓之表证，急宜疏散，启其皮毛，开其腠理，使邪随微汗而解。

忽尔关纹渐渐沉，已知入里病方深。莫将风药轻尝试，须向阳明证里寻。

〔注〕指纹见沉，知邪入里，但有浅深之别。若往来寒热，指纹半沉，尚在阳明胃经，治宜解肌；若在外证身热不已，指纹极沉，已入阳明胃府，急宜攻治。下庸妄见其身热，犹以风寒治之。盖病在内，治在外，非其治也，不特病邪不服，适足以燥其阴血而愈增其困耳。

红紫辨寒热歌

身安定见红黄色，红艳多从寒里得。淡红隐隐本虚寒，莫将深红化为热。

〔注〕神气安泰，荣卫静谧，定见太平景象。盖黄为中和之气，红乃文明之色，红黄隐隐，景物熙熙，焉有不安之理！寒邪初入皮毛，经络乍滞，所以纹见红鲜，由血滞也，无论内寒外寒，初病久病，一见此纹，总皆寒证。凡人中气怯[①]弱，荣卫不充，纹必淡莹，淡而兼红，虚寒之证。至谓深红化热，其理安在？红本寒因，岂能化热？由其寒闭皮毛，腠理不通。盖人身内脏之

---

① 怯：原为"性"，据陈复正《幼幼集成》改。

气①，时与皮毛之气相贯通，无一息之暂停，今② 寒闭汗孔，内出之气无所泄，郁于皮毛之间，渐积渐厚而化为热矣，此内出之气为③ 热，非外受之寒能变热也。

关纹见紫热之征，青色为风古所称。伤食紫青痰气逆，三关青黑祸难胜。

〔注〕荣行脉中，卫行脉外，热壅经络，阻其阴荣之道，所以纹紫。紫为热炽，千古定评也。少阳甲木，其色本青，肝胆受邪，纹见青色，此伤风候也，但可以风热称之，不可称惊风以误世。盖青者木之色，《内经》有在天为风，在地为木之言，所以风木同气。肝受风邪，纹必见青，此理最明最显。而幼科偏不言青为风，偏言青为惊。据幼科所论，惊出于心，然青非心之色，何以青为惊乎？此等牵强之说，最为谬误。紫而兼青，食伤之候。盖食饮有形之物，阻抑中焦，壅遏脾气，不能宣布，故风乘其因而侮之，所以疾风上逆也。疏通壅塞，令其流利可也。倘郁抑既久，脾气愈不运，荣卫愈见涩，则风痰食热，固结中焦，所以青而兼黑。此抑郁之至也，急宜攻下，庶有生机，误认惊风，百无一救。

淡滞定虚实歌

指纹淡淡亦堪惊，总为先天禀赋轻。脾胃本虚中须弱，切防攻伐损胎婴。关纹涩滞甚因由，邪遏阴荣卫气留。食郁中焦风热炽，不行推荡更何求。

〔注〕病邪抑郁荣卫，运行迟滞，凡降羁留，所以指纹推之转涩，全无活泼流行之象。由食饮风寒相搏，是为实症，急宜推荡表解，其愈亦易。若因三关纯黑，推之不动，死证也，不治。

纹形主病歌

腹痛纹入掌中心，弯内风寒次第侵。纹向外弯痰食热，水形脾肺两伤阴。

按：以上表里寒热虚实，凿凿有据。但能于临证时，认得浮沉红紫淡滞，此六字分明，胸中自有主宰，虽不中不远矣。

---

① 内据之乱：原为"内据之乱"，据陈复正《幼幼集成》改。
② 今：原为"今"，据陈复正《幼幼集成》改。
③ 为：原为"焉"，据陈复正《幼幼集成》改。

·脉　法·

切脉纲要

三岁以上，血脉循环（可诊来去至止之脉状），诊以一指，约为三关（小儿臂短，难以布其三指，以分三关也，只可以一指诊之）。六七为平，八九为数。数为风热，癫疾应作。浮洪胃热，弦劲肝风，沉紧腹痛，迟弱虚中。人迎紧盛，伤寒之候；气口紧盛，伤食之咎。二至三至，九至十余，太过不及，险逆可虞。五岁以外，密下三指。十三岁后，少壮一致。

〔参〕《小儿卫生总微论》曰：凡儿禀受脏腑气血，荣卫形体，虽有生皆全。然于未语之前，变蒸之际，则血气未充，肤革未固，筋骨未坚，脉状未成，若有病也，难为诊切，又难访问。是以先贤言婴小之病难治者，以无承据也，故立其观视形色之法焉。儿自生积五百七十六日，大小变蒸数毕，则气血荣，精神异，筋骨壮，脉理全，然后方可诊切，又能言问也。或谓小儿之脉，与壮老不同者，是不达诊治之大体也。虽然，多证识脉，非实地练习，临证时心心相传授者，不能了解其脉理。今试略述小儿之切脉法。生后未满一月之健康小儿，其脉一分时间，百二十乃至百四十搏。由是次第减少，二岁时约百搏；三岁至十岁间，约九十搏；十五岁以上，乃与成人无异，平均为七十三四搏。检小儿之脉，宜在睡眠中。盖小儿受纤微之刺激，即如哺乳啼泣等，即增加脉数故也。夫脉之为物，概因热度之高低，而增减其搏数，普通热上升一度，脉约加增十搏（大人增八搏）。然若热甚高，而脉数仍少且缓，则其证为非常重大，须详审因证以辨明之。

小儿之脉，宜定至息。二至为殃，三至亦卒，五至为虚，四至损怯，六至平和，九十至剧。浮缓伤风，浮洪风热，浮紧伤寒，沉细乳积，沉紧腹痛，弦紧喘急，紧促痘疹，急惊弦疾，虚软慢脾，疟痢弦急，弦细为虫，便秘数实。

〔参〕《内经》谓：壅遏营气，令无所避，是谓脉。脉，血管也，由心房跳动，分布周身，使血之流行循环不穷者。发血者曰动脉，回血者曰静脉。中医切脉，名曰脉息。西医诊脉，名曰脉搏。凡人体中由心脏而来之血液，成为波流，因动脉管之弹力，使脉跳动也。惟小儿之脉，非比大人之烦琐，但察其强弱缓急，即可中綮。盖强弱可以察虚实，缓急可以见邪正，四者既明，无论何证，随病合脉，皆可活当。试述其要如下。

（一）审形象。

小儿一岁后，可用一指转侧，辨其三部脉之弦缓浮沉。一息六七至者为平和，八九至为发热，五至为内寒。弦为风痫，沉缓为伤食，促急为虚惊，弦急为气不和，沉细为冷，浮为风。大小不匀为恶候，为祟。浮大数为热，伏为积聚，单细为疳痨。腹痛多喘呕而脉洪者，为有虫。沉而迟，潮热者，为胃寒。

（二）辨逆顺。

（甲）惊搐之脉，浮数为顺，沉细为逆。（乙）夜啼之脉，微小为顺，洪大为逆。（丙）心腹痛之脉，沉细为顺，浮大为逆。（丁）伤寒之脉，洪弦为顺，沉细为逆；浮大为顺，微伏为逆。（戊）汗后之脉，沉细为顺，洪紧为逆。（己）温病之脉，洪大为顺，沉细为逆。（庚）咳嗽之脉，浮滑为顺，沉细为逆。（辛）霍乱之脉，浮洪为顺，迟微为逆。（壬）吐呃之脉，浮大为顺，沉细为逆。（癸）泄泻之脉，缓小为顺，浮大为逆。（子）下利之脉，沉细为顺，浮大为逆。（丑）诸渴之脉，洪细为顺，微细为逆。（寅）诸肿之脉，浮大为顺，沉细为逆。（卯）腹胀之脉，浮大为顺，虚小为逆。（辰）痰喘之脉，滑大为顺，沉细为逆。（巳）寒热之脉，紧数为顺，沉细为逆。（午）疳痨之脉，紧数为顺，沉细为逆。（未）虫痛之脉，紧滑为顺，浮大为逆。（申）失血之脉，沉细为顺，浮数为逆。（酉）中恶腹胀之脉，紧细为顺，浮大为逆。（戌）黄疸之脉，浮大为顺，沉细为逆。（亥）丹毒之脉，浮洪为顺，沉细为逆。

切头颈脉要诀

两额两颈，以及耳前，三部动脉，按切为先。浮动而强，外感邪气；沉动而弱，内伤正气。邪盛则实，正夺则虚，既明虚实，遑问其余。

〔参〕凡全体搏动之处，皆可切脉。要诀先述在上三部者，法遵《内经》。经谓上部天，两额之动脉，天以候头角之气；上部地，两颈之动脉，地以候口齿之气；上部人，耳前之动脉，人以候耳目之气。三部者，各有天，各有地，各有人，三而成天，三而成地，三而成人，三而三之，合则为九。张景岳《类经》注云：额旁动脉，当颔厌之分，足少阳脉气所行也。两颈动脉，即地仓大迎之分，足阳明脉气所行也。耳前动脉，即和髎之分，手少阳脉气所行也。故两额动脉以候头角，两颈动脉以候口角，耳前动脉以候耳目。上部中部下部，各有天地人，是为三部九候。

按：此为全体上部脉之三部九候也。要诀首先切头颈脉者，盖因小儿之气，上盛于头，凡有外感，其症每先发现于头部也。

切手脉要诀

初以中指，定关为则，次以两指，按寸与尺。寸部法天，主头脑分；关部法人，主胸腹分；尺部法地，主腰足分。凡此每部，有浮中沉，三三九候，别阳与阴。浮以候腑，沉以候脏，中候胃气，切记毋忘。人长脉长，人短脉短；性急脉急，性缓脉缓。男子尺弱，女子尺盛，此皆为常，反之者病。每指之下，轻重消息，无徒孟浪，务求真得。复以三指，齐按消除，候其来往，接续何如。脉为血府，息属气机，脉不自动，气实使之。故曰脉者，气血之先，虚实寒热，脉随应焉。凡医诊脉，平心定气，气息平调，后乃下指。浮沉迟数，细大短长，大纲既得，逐部推详。

〔参〕切手脉者，即《内经》所谓中部天，天以候肺，手太阴也。张氏《类经》注云：掌后寸口动脉，经渠之次，肺经脉气所行也。然脉之为道，最为微妙[①]，往往心中已了，指下难明。前清张心在先生著《持脉大法》，取八脉为纲，皆以显然可见者为据。一曰浮，浮者，轻手著于皮肤之上而即见，为表病也。一曰沉，沉者，重手按于肌肉之下而始见，为里病也。浮沉二脉，以手之轻重得之，此其显而易见也。一曰迟，迟者，一息脉来二三至或一息一至，为寒病也。一曰数，数者，一息脉来五六至或一息七八至，为热病也。迟数二脉，以息之至数辨之，又显而易见也。一曰细，细者，脉状细小如线，主诸虚之病也。一曰大，大者，脉状粗大如指，主诸实之病也。细大二脉，以形

---

① 妙：原为"渺"，据何廉臣《小儿诊法要义》改。

象之阔窄分之，又为显而易见也。一曰短，短者，脉来短缩，上不及于寸，下不及于尺，为素禀之衰也。一曰长，长者，脉来迢长，上至鱼际，下至尺泽，为素禀之盛也。长短二脉，以部位之过与不及验之，又为显而易见也。又有互见之辨，浮而数为表热，浮而迟为表寒；沉而数为里热，沉而迟为里寒。又于表里寒热四者之中，审其为细，则属于虚；审其为人，则属于实。又须于表里寒热虚实六者之中，审其为短，知为素禀之衰，疗病须兼培其基址；审其为长，知为素禀之盛，攻邪必务绝其根株，其为凭脉治病之秘法也。

掌后高骨为关，关前为寸，关后为尺。凡诊脉视掌后高骨下指，先关后寸尺，人短则指密排，人长则指疏排，为一定之法。

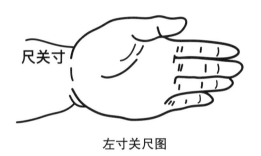

左寸关尺图

左寸　表小肠　里心　主上焦
左关　表胆　里肝　主中焦
左尺　表膀胱　里肾　主下焦

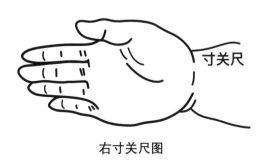

右寸关尺图

右寸　表大肠　里肺　主上焦
右关　表胃　里脾　主中焦
右尺　表心包　里命门　主下焦

内经脉要

黄帝曰：乳子而病热，脉悬小者何如？岐伯曰：手足温则生，寒则死。帝曰：乳子中风热，喘鸣肩息者，脉何如？岐伯曰：喘鸣肩息，脉实大也，缓则生，急则死。

四脉主病要诀

浮脉主表_{病在外}，沉脉在里_{病在内}，迟脉主脏_{病为寒}，数脉主腑_{病为热}。五至四至为迟，为寒、为不足_{浮迟外寒，沉迟内寒，有力实寒，无力虚寒}；七至八至为数，为热、为大过_{浮数表热，沉数里热，有力实热，无力虚热}。浮而有力风寒①，无力阴虚；沉而有力寒实②，无力气滞。迟而有力为痛，无力虚寒；数而有力实热，无力疮疡。

脉法歌诀

小儿六岁须凭脉，一指三关定数息。迟冷数热古今传，浮风沉积当先识。左手人迎主外邪，右手气口主内疾。外邪风寒暑湿侵，内疾乳食兼痰积。浮紧无汗是伤寒，浮缓伤风有汗液。浮洪而大风热盛，沉而细涩乳食积。沉紧腹中痛不休，沉弦③喉间作喘息。紧促之时痘疹生，紧数之时惊风疾。虚软慢惊作瘛疭，紧盛风痫发搐搦。软而细者为疳虫，牢④而实者必便结。滑主痰壅食所伤，芤脉必主于失血。虚而有气为之惊，弦急客忤君须识。大小不均为恶候，三至为脱二至卒。五至为虚四至损，六至平和曰无疾。七至八至病尤轻，九至十至病势极。十一二至死无疑，此诀万中无一失。

按：小儿三岁以上，乃用一指按寸关尺三部，常以六七至为平脉，添则为热，减则为寒，洪浮风盛，数则多惊，沉滞为虚，沉实为积。

---

① 寒：《幼幼集成》作"热"。
② 寒食：《幼幼集成》作"痰食"。
③ 弦：原为"强"，据《小儿推拿广意》改。
④ 牢：原为"空"，据《小儿推拿广意》改。

总括切脉要歌

太渊一指定安危，六至中和五至亏，七八热多三四冷，浮沉迟数贵详推。有力为阳为实热①，虚寒无力里何疑。若能留意于中取，何至亡羊泣远歧。浮而有力热②兼风风热皆阳，表之热也，无力阴虚汗雨蒙阴荣妄泄，表之虚也。有力而沉痰食③害，痰④凝食滞，结于里也，沉沉无力气凝胸气滞于中，不运化也。迟而有力多为痛浮迟外痛，沉迟内痛，无力虚寒气血穷气弱血衰，至虚之候。数脉热多终有力数而有力，实热何疑，疮痍无力虚热攻阴血受伤，虚热所致。（陈飞霞）

脉证宜忌歌

脉浮身热汗之松阳邪居表，热从汗解，沉细身凉莫强攻无论表里，不堪攻伐。咳嗽正嫌浮带数浮缓为宜，浮数大忌，细沉肿胀定知凶脾胃虚寒，愈不运化。沉迟下利方为吉气血俱伤，最嫌洪数，洪大遍宜痘疹逢阴阳充足，毒不能留。腹痛不堪浮有力浮则反常，甚不宜也，浮沉吐衄总无功阳火太盛，阴血愈伤。

按：诊脉之要，无论浮沉迟数，但于有力无力中分之。有力者，为阳，为实，为热；无力者，为阴，为虚，为寒。至哉斯言。（陈飞霞）

---

① 热：原为"力"，据《幼幼集成》改。
② 热：原为"实"，据《幼幼集成》改。
③ 食：原为"实"，据《幼幼集成》改。
④ 痰：原为"疫"，据《幼幼集成》改。

·问　诊·

问诊纲要

未诊先问，最为有准，小儿有病，首贵详审。外感六淫，内伤乳食，有无胎毒，必先细诘。

〔参〕病，藏于中者也；证，现于外者也。工于问者，非徒问其证，殆欲就其现证以审其病因，故经谓治病必求其本，本者，受病之原因。小儿病因，或外感，或内伤，或遗传胎中病。凡初诊大纲未定，最宜详审。病家不可讳疾试医，医者必须委曲细问。盖病有显性症，有隐性症，决无一诊而能悉知其隐微之病情也。问诊之法，虽证因错杂，但贵心有权衡，则可审其轻重真伪，而折衷于当矣。惟诊病虽须详问，仍当色脉合参为宜。

问病因要诀

初起何因，前见何症，后变何症，详诘病情，约计十种，定为问诊，熟此要诀，乃可临证。

〔参〕查婴儿病因，有先天之因，如因父母禀受所生者，胎弱胎毒是也。胎弱者，皆因父母精血之不足也。胎毒者，皆由父母欲火之有余也。后天之因有三：一如衣太厚则热，太薄则冷，冷热之伤，此外因也；二若乳多则饱，乳少则饥，饥饱之伤，此内因也；三若客忤中恶，坠仆所伤，此不内不外因也。若小儿至成童，外感内伤，大致与少壮相同，但因饮食倍增，肠胃乃伤者最多。故谚云：小儿病，多从食上起，若要小儿健，常带三分饥与寒。此皆临证探源之大要也。故凡初起何因，必先问明为第一要诀。

问诊十法要诀

一问寒热，二问其汗，三问头身，四问胸间，五问饮食，六问睡眠，七问饥渴，八问溲便，九问旧病，十问遗传。

〔参〕景岳《十问篇》云：一问寒热二问汗，三问头身四问便，五问饮食六问胸，七聋八渴俱当辨，九问旧病十问因，再兼诊治①参机变，见定虽然事不难，也须明哲毋招怨。亦为问法之要略，乃当时临证之问法，与景岳十问之略不同者，亦专为儿科问诊之纲要也。

问寒热要诀

寒热往来，恶寒畏热，孰重孰轻，分际宜晰。

〔参〕张景岳云：问寒热者，问内外之寒热，欲以辨其在表在里也。经谓人伤于寒则病为热，故凡病身热脉紧，头疼体痛，拘急无汗，而且得于暂者，必外感表证也。若无表证，而身热不解者，如非伏气，即属内伤。以问证并望色脉合参，自得其真，虽然伏气多属积热，内伤多属阴虚。寒者多虚，而实寒者间亦有之；热者多实，而虚热者最不可误，此寒热之在表在里，不可不辨也。王秉衡驳其问寒热云：首二条②，皆是伤寒，若发热不恶寒者，温病也。纵挟新感风寒而起，先有恶寒，迨一发热，则必不恶寒矣，此伏气温病也。外感风温暑热，首先犯肺，肺主皮毛，热则气张而失清肃之权，腠理反疏，则凛冽恶寒，然多口渴易汗，脉证与伤寒迥异。经云：气盛身寒，得之伤寒；气虚身热，得之伤暑。所谓身寒者，寒邪在表，虽身热而仍恶寒也。暑为阳邪，发热即恶热，亦有背微恶寒者，即内证发热，亦不可专属阴虚。香严先生云：或食积，或瘀血，或痰凝，或气滞，皆能发热，必辨证明白，庶不误治。

问汗要诀

查问其汗，有汗无汗，邪汗真汗，汗少汗多，汗起何处，汗止何所，汗味咸淡，详询若何。

〔参〕张景岳云：问汗者，亦以察表里也。凡表邪盛者必无汗，而有汗者邪随汗去，已无表邪，此理之自然也。故有邪尽而汗者，身凉热退，此邪去

---

① 诊治：《十问篇》原为"服药"。
② 首二条：指《景岳全书·十问篇》之条数。

也。有邪在经而汗在皮毛者，此非真汗也。有得汗后，邪虽稍减，而未得尽全者，犹有余邪，又不可因汗而必谓其无表邪也，须辨脉证而详察之。又如温暑等症，有因邪而作汗者，有虽汗而邪未去者，皆表证也。总之，表邪未除者，在外则连经，故头身或有疼痛；在内则连脏，故胸膈或生躁烦。在表在里，有证可凭；或紧或数，有脉可辨。须察其真假虚实，孰微数甚而治之。他如阳虚而汗者，阴虚而汗者，火盛而汗者，过饮而汗者，此汗证之有表里阴阳，不可不细察也。

外感恶寒，身偎母怀，其寒不除，汗出乃解。内伤恶寒，一投母怀，其寒即轻，不汗亦解。外感时病，寒热往来，有定期者，则为疟症；无定期者，则为别症。恶寒无汗，身热不渴，风寒表症；恶热自汗，渴不恶寒，温热里症。恶寒蜷卧，四肢厥冷，身不发热，直中阴症；恶热平卧，手足虽冷，腹中灼热，伏气阴症。凡属外感，背热于腹，但手背热，手心不热；凡属内伤，腹热于背，但手心热，手背不热。日晡潮热，外感实症；子午潮热，内伤虚症。

〔参〕发热无汗，邪在表也；内热便硬，邪在里也。昼若烦热而夜安静，是阳旺于阳分，其病在阳；若夜烦热而昼安静，是阳陷于阴分，其病在阴。喜冷恶热，皆属阳病；喜热恶冷，皆属阴病，此亦问症之要领也。

问头身要诀

欲问头身，外内须别，属外感者，头疼身痛，常痛不止；属内伤者，头身虽痛，时痛时止。外感头痛，须辨六经，痛起脑后，甚则项强，太阳经症；痛在额前，或连目珠，阳明经症；痛在两角，或连胁痛，少阳经症；痛在巅顶，甚则肢冷，厥阴经症。太阴中湿，头痛鼻塞，腹满自利，肺脾同病；少阴中寒，头痛连脑，指甲色青，心肾同病。头仰视上，天钓暴发；头倾视深，精神将夺。头痛如破，甚则发痉，风火相扇；头痛而晕，剧则昏厥，痰火上升。头痛怕风，恶寒无汗，身热脊强，为风寒症；头疼恶风，身热自汗，鼻鼾肢瘼，为风温症。伤寒身痛，项背反张，筋甚挛急；中湿身痛，体势沉重，不能转侧。似此勘问，病有正的，若看婴儿，须望形色。

〔参〕张景岳云：问其头，可察上下；问其身，可察表里。头痛者，邪居阳分；身痛者，邪在诸经。前后左右，阴阳可辨；有热无热，内外可分。如头痛属表者，多因于风，是其常也。然亦有热盛于上，阳亢不能下降而痛甚者。又如头痛属里者，多因于火，亦其常也。然亦有阴寒在上，阳虚不能上达而痛甚者。若阴虚头痛者，举发无时；阳虚头痛者，恶寒呕恶。若问头晕头重者，亦可因之以辨虚实。凡病中眩晕，多因清阳不升，上虚而然。《内经》曰：上虚则眩，上盛则热痛，其义可知。至于头重，尤为上虚。凡身痛之甚者，亦当察其表里，以分寒热。其若感寒作痛者，或上或下，原无定所，随散而愈，此表邪也。若有定处，而别无表证，乃痛痹之属，邪气虽亦在经，此当以里证视之，但有寒热之异耳。若因火盛者，或肌肤灼热，或红肿不消，或内生烦渴，必有热证相应，治宜以清以寒。若并无热候，而疼痛不止，多属阴寒，以致血气凝滞而然。经曰：痛者，寒气多也，有寒故痛也，必温其经，使血气流通，其邪自去矣。若久病虚剧，而忽加身痛之甚者，此阴虚之极，不能滋养筋骨而然。头痛及项背脊腰膂臂腿诸疼，有内伤外感之别。内伤多虚，亦属气不宣行；外感多实，总由客邪阻气。谓督是一身之总气管，知此可悟其治法矣。小儿以至成童，有知识而能答问者，依此问法，可为诊断之一助。若初生婴儿，则无所庸其问矣。即问乳母，亦不能知其为头痛否，为身痛否，全在医者望诊与按诊。如见其婴儿啼哭时，两眉频蹙，非腹痛，即头痛矣。按其头部发热，两太阳脉及耳前脉，跃跃震手，尤为头痛之明证。若见其身偎母怀，忽啼忽哭，项强背反，手足乱动，皆属身痛之明证。虽然头为精明之府，内含脑髓，凡属感邪外触，内热上蒸，无不关于脑神经。身为全体之总称，别于头部手足而言，凡身热体痛，项脊俱强，无不关于脊髓神经。婴儿体质柔脆，不胜外邪刺激[①]，所以婴孩多痉厥瘛疭之候也。不明生理，不知病理之儿科，一见即称曰惊风，伪撰许多惊名以欺世，于儿科外别创一惊科，酿成惊风世界者，皆此辈造之也。

问胸间要诀

查问胸膈，结胸痰气，或痛或闷，清晰病机。胸痛少气，水阻痰积；胸

---

① 刺激：原为"激刺"，据文义径改。

凭仰息，其病喘喝。胸膈胀满，有虚有实；胸膈秘结，或痛或塞。

〔参〕张景岳云：胸在膈上，上连心肺，下通脏腑，其病极多，难以尽悉。而临证必当问者，为欲辨其有邪无邪也。凡胸膈胀满，则不可用补；而不胀不满，则不可用攻，此大法也。然痞与满不同，当分轻重。重者，胀塞中满，此实邪也，不得不攻。轻者，但不欲食，不知饥饱，似胀非胀，中空无物，乃痞气耳，非真满也。此或因邪陷胸中者有之，或因脾虚不能运者有之，病者不知其辨，但见胃气不开，饮食不进，问之亦曰饱闷，而实非真有胀满，此在疑虚疑实之间，若不察其真确，未免补泻倒施，必多致误，则为害不小。倘势在危急，难容少缓，亦必先问其胸宽与否。若元气已虚，而胸膈又胀，是必虚不受补之证，若强进补剂，非惟无益，适足以招谤耳，此胸膈之不可不察也。王秉衡驳辨问胸云：叶氏谓胸膈胀满，固不可补，不知饥饱，似胀非胀，是浊气不清，但当理滞气，不宜骤用补法，补住浊气而为胀。经云浊气不降，则生䐜胀，即宜补者，须分气血，虚而兼滞者，疏补宜兼，俗云虚不受补者，未知疏补兼行之法耳。愚谓胸次如天，天空则生气流行不息。然虚痞可补之证，间亦有之。气虚者宜温补，阴虚者宜滋填。若痰涎凝聚，饮食停滞，及温热疫症，邪踞膜原者，皆宜开泄为先，补法固忌，即凉润之品，亦在所禁。恐病人言之未确，医者必手按其胸腹，有无坚硬拒按，始可断其邪之聚散，最为诊要。内痈一症，尤当留意。

问饮食要诀

病从口入，多由饮食，何物所伤，必先详诘。喜冷饮者，多内热症；喜热饮者，多里寒症。得食稍安，多属虚症；得食更甚，多属实症。冷饮能多，火盛实热；冷饮不多，津干虚热。大渴引饮，胃肠燥热；渴不引饮，脾胃湿热。胃气强者，病亦能食；胃气弱者，病不能食。好食苦者，则为心病；好食酸者，则为肝病；好食甘者，则为脾病；好食辛者，则为肺病；好食咸者，则为肾病。

〔参〕张景岳云：问饮食者，一可察胃口之清浊，二可察脏腑之阴阳。病由外感而食不断者，知其邪未及脏，而恶食不恶食者可知。病因内伤而食饮变常者，辨其味有喜恶，而爱冷爱热者可知。素欲温热者，知阴脏之宜暖；素好寒冷者，知阳脏之可清。或口腹之失节，以致误伤，而一时之权变，可因以辨。故饮食之性情，所当详察，而药饵之宜否，可因以推也。故凡诸病得食稍安者，必是虚证；得食更甚者，或虚或实皆有之，当辨而治也。王秉衡驳辨问饮食云：得食稍安者，必是虚证，未尽然也。痰火证虫证，皆得食稍安，而痰火证更有初服温补极相安者，其中消善食，属于火者，是实证矣。亦有火盛反不能食者，胃热不杀谷也。更有阴液久耗，胃阳陡越之阴中证，能食善饥，俨如消证，但脉必虚大，按之虚软无神，纵与温补填阴，亦不救也。虽不多见，不可不知。至于热证喜饮，寒证恶饮，人皆知之。而热证夹湿夹痰者，亦不喜饮，或喜沸饮，皆不可误指为寒也。喜饮而不多者，古人但以为阴虚，而不知亦有挟痰饮者。

问睡眠要诀

欲问睡眠，最宜查实。不食不眠，胃多积食；嗜睡恶饮，脾多积湿。睡中咬牙，将病风热；睡中惊窜，将发抽搐。睡时忽咳，痰滞食积；睡时狂叫，猝惊胆怯。邪在阳分，朝热暮凉；夜可安眠，邪陷阴分。暮热朝凉，夜不安眠；阴虚恶阳，夜静昼烦。暮能宁睡，阳虚恶阴；旦安暮乱，夜难熟睡。

〔参〕睡者，倦而闭目也；眠者，翕目而寐也。外感初起，多睡兼身重者，湿热阻滞于经脉也。内伤脾虚，有痰而多睡者，寒湿凝滞于中焦也。不论外感内伤，伏热烁阴，二便俱利而身痛多睡者，阴伤也。他如阳明之为病，卧不安者，胃不和也。少阴之为病，但欲寐者，邪陷心脏也。似睡非睡者，心神内亏也。神昏沉睡者，心窍内闭也，一问即可诊断其病情矣。即诊察小儿时，亦以其睡眠中为最便。

问饥渴要诀

饥者甘食，食不暇择。饥而善食，胃火剧烈；若中消者，多由虫蚀。饥不欲食，肝阳郁极；如吐蛔者，须防发厥。脾疳虫积，腹饥难耐；恣食泥炭，胃气易馁。渴者甘饮，随症辨明。实热之渴，大渴引饮；湿热之渴，渴不引饮。虚热之渴，渴喜热饮；风火之渴，渴喜冷饮。口干消渴，肝胃热病；口燥不渴，脾胃湿病。先渴后呕，水停心下；脾胃不和，先呕后渴。火烁胃液，肝胃不和。症属虚寒，口多不渴；症属实热，口多燥渴。

〔参〕饥，饿也，与饥通；渴，欲饮也。饥者易为食，渴者易为饮，此生理之常也。若病则有饥不欲食者，渴不引饮者。凡小儿胃中嘈杂，饥不能耐者，除外①感症外，其病有三：一因胃中火烧，二因虫饥求食，三因肝火挟痰。至若问渴，张景岳云：问渴与不渴，可以察里证之寒热。而虚实之辨，亦从此见。凡内热之甚，则大渴喜冷，饮水不绝，而腹胀便结，脉实气壮者，此阳证也。若口虽渴而喜热不喜冷者，此非火证，中寒可知。既非火证，何以作渴？则水亏故耳。凡病人问其渴否，则曰口渴，问其欲汤水否，则曰不欲。盖其内无邪火，所以不欲汤水；真阴内亏，所以口无津液，此口干也，非口渴也，不可以干作渴治。若阳邪虽盛，而真阴又虚者，不可因其火盛喜冷，便云实热。盖其内水不足，欲得外水以济，水涸精亏，真阴枯也，必兼脉证细察之。王秉衡驳辨问渴云：喜热饮为中寒水亏。叶氏云：水亏则内热，岂有中寒之理。凡喜热饮者，皆郁滞不通畅，故得热得快，得冷则遏，并非水亏也。

问溲便要诀

详询溲便，或通或塞，为燥为溏，为清为浊。青黄赤黑，辨明形色，虚实寒热，方能深悉。

〔参〕张景岳云：二便为一身之门户，无论内伤外感，皆当察此，以辨其寒热虚实。盖前阴通膀胱之道，而其利与不利，热与不热，可察气化之强弱。凡患伤寒而小水利者，以太阳之气未剧，即吉兆也。后阴开大肠之门，而其通与不通，结与不结，可察阳明之虚实。且也大便通水谷之海，肠胃之门户也。小便通血气之海，冲任水道之门户也。二便皆主于肾，本为元气之关，必真见实邪，方可议通议下。否则最宜详慎，不可误攻。使非真实而妄逐之，导去元气，则邪之在表者，反乘虚而深陷，病因内困者，必由泄而愈亏。所以凡病不足，慎勿强通。最喜者小便得气而自化，大便弥固者弥良。营卫既调，自将通

---

① 外：据何廉臣《小儿诊法要义》补。

达，即大便秘结旬余，何虑之有！若滑泄不守，乃非虚弱者所宜，当首先为之防也。凡小便，人但见其黄，便谓是火，而不知人逢劳倦，小水即黄；焦思多虑，小水亦黄；泻痢不期，小水亦黄；酒色伤阴，小水亦黄。使非有或淋或痛热证相兼，不可因黄便谓之火，余见逼枯汁而毙人者多矣。经曰：中气不足，溲便为之变，义可知也。若小水清利者，知里邪之未甚，而病亦不在气分，以津液由于气化，气病则小水不利也。小水渐利，则气化可知，最为吉兆。苦大便热结，而腹中坚满者，方属有余，通之可也。若新近得解，而不甚干结，或旬日不解，而全无胀意者，便非阳明实邪。观仲景曰：大便先硬后溏者，不可攻。可见后溏者，虽有先硬，已非实热。矧夫纯溏而连日得后者，又可知也。若非真有坚燥痞满等证，则原非实邪，其不可攻也明矣。王秉衡驳辨问溲便云：中气不足，溲便为之变，不可因溺黄而谓之火，强逼枯汁以毙人。叶氏谓：妄用通利，则逼枯汁，如养阴清热，何至逼枯汁。若经言变者，非云小便黄赤也，统指二便异于常时也。小溲或不禁，或淋漓，短少频数，或清而多，大便或滑泄，或燥结，皆异于平日之调和，故谓之变。况劳倦焦思，泻利酒积为湿火；若暑热下痢，小便淋痛乃邪火。当分别而治，不可云无火，而用温补以误人。经言邪之所在，皆为不足。因不足而邪客之为病，后人脱却上文邪之所在句，竟言虚而用补，谬矣。大便亦要调和，若愈固者，乃燥结也，当濡养为主。或固结在老年，防有噎膈之患，不可云弥固弥良。愚谓大便固结，必胸腹舒泰，饮食能安，圊不努挣者，始谓可喜。溏而频解，解而腹中始为快者，此《内经》所云得后与气，则快然而衰也。否则非痰饮内阻，则气郁不宣。即泄泻在温热暑疫诸病，正是邪之去路，故不可一问溏泄，辄以为虚寒，而妄投温补止涩也。须问其解之热与不热，色之正与不正，必不觉其热，而稀溏色正者，始可断其为中气不足也。更有痈疽痘疹将发，而吐泻先作者，前辈皆不说明，故详赘之。

问旧病要诀

小儿旧病，癖积最多。痫症哮病，皆属沉疴。凡成疳痨，多由虫积；凡成谷痨，多由于食；凡变奶痨，多由乳缺。似此六症，皆为夙疾。临证探源，必先究诘。痘疹经过，尤须问及。

〔参〕旧者，故也，新之对，《内经》谓新病未已，故病复起者，近世所谓夹症是也。夹症者，或夹伏气，或夹内伤，或加夙病，新旧夹发也。叶天士所谓兼别病累瘁，须细体认也。故凡治儿病，寒者温之，热者清之，虚者补之，实者泻之，其常也。若遇有内伤夙病之人，适患外感时病，不得用峻汗峻攻之法。必参其人之形气盛衰，客邪微甚，本病之新久虚实，向来之宜寒宜热，宜燥宜润，宜降宜升，宜补宜泻。其间或挟痰，或挟瘀，或挟水，或挟火，或挟气，或挟食，或挟癖，或挟虫。务在审证详明，投剂果决，自然随手克应。故治外感夹内伤者，首必辨其虚中实，实中虚，最为要诀。临证时必先问其旧病者，观其现在，查其既往，防其将来，此断病要法也。

问遗传要诀

凡胎中病，皆属遗传。孕时不谨，胎气熏染。推其原因，学说繁杂。提要查问，寒热虚实。恣食生冷，任卧念凉，则为胎寒；好食煎炒，多烘火炉，则为胎热。一寒一热，其证不一。父强母弱，生女必怯；父弱母强，生男必弱。胎禀不足，皆为胎弱；胎火有余，则为胎毒。最剧烈者，遗传霉毒。

〔参〕《小儿卫生总微论》曰：儿自生下至一腊前后，有病者为胎中病。多是未生之前，在母胎妊之时，母食毒物，胎有所感，至生下之后，毒气发而为病。又有母于娠妊之时，失于固养，气形勿充，疾疢因之。故《圣济经》言病生于中者，与生俱生也。万密斋云：小儿自周岁有病者，皆为胎疾，其中惟胎毒为最多。如思虑之妄，火生于心；恚怒之发，火生于肝；悲哀之过，火生于肺；酒肉之餍，火生于脾；淫佚之纵，火起于肾。五欲之火，隐于母血之中，即是毒也。男女交合，精气凝结，毒亦附焉，此胎毒之原也。观东垣红瘤之说，丹溪胎毒之论，则胎毒之繁可见矣。如谓儿在母腹，饥则食母之血，渴则饮母之血，及其破胎而出，口有余血，拭之不净，咽下腹中，是谓胎毒。然诊断小儿之病患，与成人迥殊。小儿不能自述其病状，而遇非所素亲狎之人，又或示憎恨，或且啼泣，既不能自述其病状，则不能详悉检查其现症，是当追问既往症于其父母，或看护者。且须详询父母健否，有无他症及遗传病；妊娠中母体若何；哺乳之关系若何，为生母耶，为乳母耶，为人工营养法耶；生后若干月，始发生乳齿，其后之经过良否。其他询问住居、姓名、年龄，生后曾患麻疹痘疮等，与成人同。日本汉医大家，如和田东郭辈曰：小儿胎毒系先天，而世医不知之，或言分娩时，误饮瘀血，为可笑。凡诊其毒，先以指头按肋下，必有凝结，而因其缓急，可察毒之轻重。又面色晦白，或暗黑，或过光泽，皆属胎毒也。若受父母霉毒者，最为难治。患霉毒者，兼发痘疮，尤多危候。即龟胸龟背，由霉毒而成亦多。芽儿衄血，且鼻塞者，亦属胎毒。他如狂喘痨三症，多属胎毒。毒攻心中者曰狂，攻骨骱者曰痨，攻胸膈者曰喘，其根同而枝叶异也。若狂愈而变痨者，必死。若哑者，系胎毒壅闭上部也，耳不聋者可治，耳聋者不治。若腋臭及聤耳有脓者，皆属胎毒。若幼时患哮喘者，一旦治愈，后有发痫痫或心风者，皆系先天遗毒，故为难治。若患痫治愈，后变哮喘者，又有幼小无事，少壮始患癫痫狂心风者，亦系先天遗毒。但因其人体气有迟速耳，吾门即名之曰胎病（胎病名出于《素问·奇病论》，可以征焉）。胎病胎毒同出一属，即父母命门相火之毒也。命门者，男子以藏精，女子以系胞，道家谓之下丹田也。

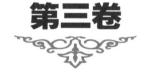

第三卷

·闻 诊·

闻诊纲要

中医听声，闻其五音，以别其病，病无遁情。

〔参〕声者，耳官之所感觉者也。凡人声管与肺气相激荡，则成声。声成文者谓之音。如《礼乐记》注：单出曰声，杂比曰音是也。古以其清浊高下，分为宫商角徵羽五音，乐器用之为标准，医科用之为闻诊。如陈廷芝《难经辨疑》曰：五脏有声，而声有音，肝声呼，音应角，调而直，音声相应则无病，角乱则病在肝。心声笑，音应祉（别作徵），和而长，音声相应则无病，祉乱则病在心。脾声歌，音应宫，大而和，音声相应则无病，宫乱则病在脾。肺声哭，音应商，轻而劲，声音相应则无病，商乱则病在肺。肾声呻，音应羽，沉而深，音声相应则无病，羽乱则病在肾。观此，则医者果能静心察之，知表里脏腑寒热虚实诸病之情态，庶无所遁矣。

既明望问，细听其声。痛实声浊，寒虚声轻。噪喊热甚，遽叫神惊。啼声不出，难望求生。

〔参〕《幼科金鉴》歌诀云：嗞煎不安心烦热，嗄声声重感寒风，有余声雄多壮厉，不足声短怯而轻。其注曰：嗞煎不安者，乃心经内热，故烦躁不宁也。嗄声，音哑也；声重，声浊也，此为外感风寒也。有余之症，其气实，故声雄大而壮厉。不足之症，其气虚，故声怯弱而轻短。

按：风寒犯肺，声重音嗄者，实因肺气不宣，痰阻声管，音不清而其声似哑也。

凡小儿声音清亮者寿，有回音者寿，哭而声涩者病，散而无声者夭。声微者气不足，声壮者气有余，哭而有泪者实，哭而无泪者虚^①。

凡发热而静默者邪在表，发热而烦躁者邪在里。闻声而受惊者肝虚也。声浊而重者感于湿，或声如从瓮中出者，亦中湿。言迟者风，言急者火，声高而响者，土内热外达。

凡痫症，声如羊者为心痫，声如鸡者为肺痫，声如猪者为肾痫，声如犬者为肝痫，声如牛者为脾痫。声塞者为痰，声战者为寒，声壮者为热。

凡气衰言微者为虚，气盛言厉者为实，狂言怒骂者为实热。久病闻呃者为胃绝，痰声漉漉者死。寒病懒言，热病多言，言壮为实，言轻为虚，言微则气夺，出言而首尾不相顾者为神丧。

凡病者语言声音不异于平时为吉，反者为凶。

凡听小儿声音以候元气之盛衰，即以审病苦之所在，故古人有隔垣之治。小儿声重者伤风，声壮者实热，声悲者脏燥，声焦者，恐怖欲生风候，声重浊者，肠胃有积，声沉静者疳积。但哭无啼者惊，多啼不哭者痛。声轻频嘎者，风痫；声缓无气者，吐泻。声嘶者，咳嗽喉痛。声促急者，喘迫上气。声迟缓者，泄泻肠鸣。若忽然大叫而无病者，须细看其身，恐有疮毒。大抵声音清亮者生，有回音看生。涩者病，散而无出声者不寿，泣不出声者死，泣而无泪者死。

闻声音要诀

寒则声静，热则声噪；虚则声低^②，实则声高。声战为寒，声壮为热；声塞为痰，声浊为湿。声重鼻塞，皆风寒症；声哑气逆，多风痰症。若声浊者，多痰火症。气衰声微，多属虚症；气盛声响，多属实症。腹中雷鸣，肠风飧泄；闻声即惊，肝虚胆怯。

〔参〕闻者，听病儿之声音呼吸也。闻诊法者，医生闻病儿自现其病状，据之以与自己之学问经验，互相比较，为诊断材料也。若声音清朗如常者，形

---

① 《厘正按摩要术》：哭而无泪者实，哭而多泪者虚。两者记载不同，保留原文，未作改动。

② 低：原为"底"，据何廉臣《小儿诊法要义》改。

病气不病也。始病即气壅声浊者，邪干清道也。攒眉呻吟者，头痛也。摇头以手扪腮者，齿颊痛也。噫气以手抚心者，中脘痛也。摇头而弓身者，腹痛也。呻吟不能转身，坐而下一脚者，腰痛也。呻吟不能行步者，腰脚痛也。暴哑者，风痰伏火，或怒喊哀号所致也。若久病形羸声哑者，为童子痨。喉中有肺花疮也。此皆闻诊之大要也。

闻声以五脏配五音要诀

心系急者，多言笑声；肝系急者，多狂呼声；脾系急者，多歌唱声；肺系急者，多悲哭声；肾系急者，多呻吟声。似此五音，脏病相应；原其病理，交感神经。综而言之，声音臭味，载在《难经》。耳鼻并用，一一辨清。照此察病，病情分明。

〔参〕《内经》谓里撷筋骨血气之精，而与脉并为系，上出于脑后，入于项中。观此，则古人所谓系者，即脑系也，近世所谓神经系是也。如心系急则笑，肺系急则哭等症，虽由脏性之各异其情，实皆五脏各有交感神经之作用也。《幼科金鉴》歌诀云：诊儿之法听五声，聆音察理始能明，五声相应五脏病，五声不和五脏情。心病声急多言笑，肺病声悲音不清，肝病声呼多狂叫，脾病声歌音颤轻。肾病声呻长且细，五音昭著症分明。其注曰：小儿之病，既观其色，又当细听其声。盖笑呼歌悲呻五声，内应心肝脾肺肾五脏也。五声不和，则知五脏有病之情矣。如心病则声急喜笑，肺病则声悲音浊，肝病则声狂叫多呼，脾病则声颤轻如歌，肾病则其声长细如呻吟。歌与诀虽属分明，然尚不知内脏之有交感神经之作用也。

《难经》曰：肺主声，入肝为呼[①]，呼合乎五音之角也；入心为言，言合乎五音之徵也；入脾为歌，歌合乎五音之宫也；入肾为呻；呻合乎五音之羽也；自入为哭，哭合乎五音之商也。故五脏有病，不难于闻声求之。

---

① 入肝为呼：原为"肺气为呼"，据陆士谔《医学南针》改。

闻小儿声音

心主声从肺出，肺绝啼哭无声，多啼肝胆客风惊。气缓神疲搐盛，音哑邪热侮肺，声清毒火无侵，鸦声瘛疭候（非祯克、必昱泉）实。直声往来而无泪者是痛，连声不绝而多泪者是惊。心中^①烦躁者难愈，躁促声音者感寒。

辨小儿五音

五音以应五脏：金声响，土声浊，木声长，水声清，火声燥。肝病声悲，肺病声促，心病声雄，脾病声慢，肾病声沉，大肠病声长（短应为长），小肠病声短，胃病声远，胆病声清，膀胱病声微。声清者，气弱也；重浊者，痛与风也；高声者，热欲狂也；声噎者，气不顺也。喘者气促也，声急者惊也，声塞^②者痰也，声战者寒也。声浊沉静者，疳积也。喷嚏者，伤风也。呵欠者，神倦也。声沉不响者，病势危也。如声^③来不大啼哭啾唧者夭也。

闻字释义要旨

"闻"字不能死作"听"字解。《说文》曰：闻，知闻也。因字识义，正足以广吾之用。"闻"字有二义：一是闻声之"闻"，即俗所谓听也；一是闻气之"闻"，即俗所谓嗅也。闻声以察盛衰，闻气以验寒热，耳鼻并用，是在智者神而明之耳。

闻啼哭要诀

哭而无泪，多属燥症；哭而多泪，多属痛症。啼而不哭，多腹痛症；哭而不啼，多惊痉症。忽然惊啼，肝火冲心；骤然狂叫，胃热蒸心。

〔参〕小儿能言语后而哭泣者，固必自鸣其心身之苦痛也。然其泣之原因，或为痛痒，或欲食物，大人尚易悟之。若至惟以啼泣为自鸣意志者之赤

---

① 心中：《小儿推拿广意》作"兹燕"。
② 塞：原为"寒"，据《小儿推拿广意》改。
③ 声：原做"生"，据《小儿推拿广意》改。

子（不能言者），则其泣声，宛为言语之代表矣，为亲者可不注意之乎！即其泣也，未必如大人所思及之苦痛，又未必为饮母乳。或衣服之不适肤也，或腹痛，或发热也，均无一不为啼泣之因焉。育儿者，宜常侍小儿身侧，诊断其何以啼泣之故。若单哺以乳汁，欲止其啼泣者，是非直为无智之母，且为不慈爱之人矣。然苟检视小儿身上无有异常，而泣仍不止者，是必为腹痛发热之故。腹痛时之泣法，或泣或止者，是腹痛有间断之证也。若腹痛如刺如切，以手抚其腹部，则抵抗力甚强者，恐其为便秘也。

闻咳嗽及呼吸声要诀

声哑而咳，寒水伤肺；声破而咳，痨热损肺。连声而嗽，则为顿咳；气呛无痰，则为干咳。饮咳稀痰，燥咳黏痰，火咳无痰，痨咳胶痰。痰声漉漉，多属肺绝；久病呛呃，多属胃绝。呼吸困难，肺痰上塞；呼吸喘急，肺气上逆。猝中风热，喘鸣肩息，气不接续，语言吸吸。呼而音嘶，则为鸦声；呼无转音，则为直声。吸而微数，病在中焦；实者当下，虚者不治。上焦吸促，下焦吸远。呼吸动摇，此皆难治。

〔参〕小儿严寒时，偶闻咳嗽声，干燥轻小而痛者，急性喉头炎也。呼者，嘘气外出也；吸者，引气内入也。呼则出，吸则入者，肺气一涨一缩之外候也。察声音发之于肺，如哑而咳者，水寒伤肺；声如散破而咳者，属外寒里热也。

闻痫声要诀

声如羊叫，则为心痫；声如犬叫，则为肝痫；声如牛叫，则为脾痫；声如鸡叫，则为肺痫；声如猪叫，则为肾痫。此为五痫，仲阳所传，历代相衍。

〔参〕痫者，脑神经病也。卒然倒仆，口吐涎沫，为羊豕之声，手足搐搦者是也。俗亦谓之羊痫风。钱氏《小儿直诀》云：五痫皆随脏治之，每脏各有一兽。如羊痫，目瞪吐舌，羊叫，心也；犬痫，反折上窜，犬叫，肝也；牛痫，目直视，腹满，牛叫，脾也；鸡痫，惊跳，反折手纵，鸡叫，肺也；猪痫，如尸吐沫，猪叫，肾也。五痫重者死，病后甚者亦死。

按：病发作羊犬声者，乃声管为风痰梗塞，故特发异声，不必强以五畜按五脏也。《千金》引徐嗣伯《风眩论》，谓痰热相感而动风，风火相乱则闷瞀，故谓之风眩，大人曰癫，小儿则为痫，其实则一云云。巢氏《病源》亦曰十岁以上为癫，十岁以下为痫。是癫痫、癫狂之病，六朝以前，未尝不知病在于脑。唐宋以降，则不复知癫痫即顶巅之巅，遂有五痫五兽，分属五脏之说。观《病源》五癫，尚不以五脏立论。《外台·癫痫门》中，亦无此说。则钱氏所谓五脏各有一兽云云，犹出唐人以后，殊不足据。总之，痫为脑神经病，灼然无疑，又何必强以五脏妄为分别。且治法既同，尤可见分脏论症，穿凿附会，本无实在理由可言矣。此条歌诀，悉宗钱氏，殆以历代相沿，取其通俗耳。

闻语言要诀

谵语为实，狂言怒詈[1]；郑声为虚，如梦如呓。寒病懒言，热病多语。言壮为实，言轻为虚。出言迟懒，先轻后重，内伤虚证；出言雄壮，先重后轻，外感邪盛。

〔参〕语者，二人相对而谈也；言者，发声以表意思也。故发端曰言，答述曰语。凡小儿语言声音，不异于平时为吉，反者为凶。闻而知之者，寒主静则少语，热主烦则多语。虚则声细，实则声壮。他如言迟者风也。语言蹇塞者，风痰也。声如从室中言者，中气之湿也。多言者，火之用事也。病未久而语声不续者，其人中气本虚也。言而微终日乃复言者，正气夺也。衣被不敛，言语善恶，不避亲疏者，神明之乱也。诊时独言独语，不知首尾者，内伤心神也。此皆闻语言之大要也。若精而求之，则以五脏有五声，以合于五音者为常，变则病生。其义蕴载于《素问》《金匮》者居多，精研儿科学者，尤当悉心参考焉。

---

① 詈：原为"骂"，据何廉臣《小儿诊法要义》改。

闻臭味要诀

口喷臭秽，为牙疳症；咯痰腥臭，为肺痈症。大便酸臭，气难闻者，肠积热症；大便生腥，气清冷者，霍乱寒症。小便臭浊，为湿热症；小便味甜，为下消症。

〔参〕清前哲王秉衡曰：闻字虽从耳，而四诊之闻，不专主于听声也。戴麟郊先生《广瘟疫论》，辨证最细。谓疫症必有秽浊之气，鼻官精者，可以闻而知之也。愚谓闻字实有二义，虽非疫证，凡入病室，五官皆宜并用。问答可辨其口气，有痰须询其臭味。榻前虎子（即溺器），触鼻可分其寒热。痈疡脓血，审气即知其重轻。余如鼾息肠鸣矢气之类，皆当以耳闻者。古人但主乎呼歌呻哭数字，今特增《闻臭味要诀》，非但补儿科学所未备，实为闻诊推广其义也。

·按 诊·

按诊纲要

一按囟额，二按胸腹，三按冲任，四按手足，五按冷热，此皆要诀。从详分按，较脉确凿。

〔参〕按者，谓以手下抑，抑按皮肉也。周于蕃曰：按而留之者，以按之不动也。按字从手从安，以手探穴而安于其上也。以言手法，则以右手大指面直按之，或用大指背屈而按之，或两指对过合按之。其于颅囟手足，则以三指按之。于胸腹，则以掌心按之。宜轻宜重，以当时相机行之。此按诊之要法。

按诊囟额要诀

轻捻儿头，摸其颅囟，不作声者，则无病情。大小囟门，按之充实，其儿必寿，可为预测。大囟空虚，按之不实，或底或凹，禀虚之质。小囟虚软，按之不坚，禀赋血弱，多病难健。欲探其病，三指按额，仿诊脉例，外候最切。儿头在左，举左手候；儿头在右，举右手候。食指近发，则为上部；名指近眉，则为下部。外感温风，三指俱热；表里俱寒，三指冷冽；上热下寒，食中指热；设若大惊，名中指热；设若停食，食指独热。

〔参〕首骨曰颅，脑盖曰囟，小囟曰前囟门，大囟曰后囟门。前后囟门俱不合，名曰解颅，皆因先天精气之不足耳。此条首按颅囟者，盖因乳子初生，与儿童诊察各别，先探其禀受之虚实也。若按额法，于额前眉端发际之间，以名中食指三指，照诊脉式，按而候之，此《幼科心鉴》相传之法，殆因乳子脉不可凭，故以此法代切脉耳。前清推拿专家，如夏氏卓溪家传《探病秘诀》云：以吾三指按儿额，感受温风三指热，三指按兮三指冷，内伤饮食风寒袭。可见以望为主之夏鼎，亦常用按法，以诊察乳孩之病也。

按诊胸腹要诀

按胸之法，自胸及膈，拒按与否，可断虚实。其症虚者，软而喜按；其症实者，坚而怕按。按之硬痛，则为结胸；不痛而突，则为鸡胸。次按虚里，与脉相应。虚里高者，寸口亦高；寸口结者，虚里亦结。孩脉难凭，惟揣虚里，确有可据，能知病理。按有二候，浅按便得，深按却无，气虚之候；轻按洪大，重按虚细，血虚之候。按腹之要，以脐为先，脘与满腹，尤要摩勘。脐名神阙，神气之穴，重按有力，其气应手，神气内守；按之虚陷，如指入灰，神气失守。若按三脘，抚之不滞，胃气平和，中无宿滞。凡满腹痛，喜暖手按，多属寒症；喜冷物按，多属热症；喜重按者，多属虚症；拒重按者，多属实症。

〔参〕《内经》谓：胸腹者，脏腑之郭也。考其部位层次，胸上属肺，胸膺之间属心；其下有一横膈，绕肋骨一周，膈下属胃；大腹与脐属脾；脐四围又属小肠；脐下两腰属肾；两肾之旁及脐下，又属大肠；膀胱亦当脐下，故脐下又属膀胱；血室乃肝所司，血室大于膀胱，故小腹两旁，谓之少腹，乃血室之边际，属肝；少腹上连季胁，亦属肝；季胁上连肋骨，属胆。胸与腹向分三停，上停名胸，在膈上，心、肺、包络居之，即上焦也。膈下为胃，横曲如袋，胃下为小肠，为大肠，两旁右为肝胆，左为脾，是为中停，即中焦也。脐以下为下停，有膀胱，有冲任，有直肠，男有外肾，女有子宫，即下焦也。故胸腹为五脏六腑之宫城，阴阳气血之发源。若欲知其脏腑何如，则莫如按胸腹，名曰腹诊。腹诊之法，详见于《难经·四十九难》①。乃近世专门儿科，独望、闻、问三诊，而不按胸腹，亦未免草率。凡按胸腹，医必先温其手，否

---

① 疑为《难经·四十八难》，经查原文，未见下面所述。杨玄操、丁德用注：此医家四诊之外，不可缺之事也。但历代医书，未见有详论者。张志聪《伤寒论集注》云：中胃按之而痛，世医便谓之有食。夫胃为水谷之海，又为仓廪之官，胃果有食，按必不痛。试将饱食之人，按之痛否？惟邪气内结，正气不能从膈出入，按之则痛。又胃无谷神，脏气虚而外浮，按之亦痛。若不审邪正虚实，概谓有食，伤人必多。又按者轻虚平按，若按不得法，加以手力，未有不痛者。又患肿胀腹满之症者，视其腹之形色，按其腹之坚软。再或幼科童稚，或有伤于食而坚者，故亦宜按诊之。此近代诊腹之一法也〔注：此段内容引自（日）丹波元简《医賸》〕。

则病儿受惊，腹壁变硬，不能达诊断之目的。尤宜按摩数次，或轻或重，或击或抑，以察胸腹之坚软，拒按与否，并察胸腹之冷热，灼手与否，以定其病之寒热虚实。又如轻手循抚，自胸上而脐下，知皮肤之润燥，可以辨寒热；中手寻扪，问其痛不痛，以察邪气之有无；重手推按，察其硬否，更问其痛否，以辨脏腑之虚实，沉积之何如；即诊脉中浮、中、沉之法也。小儿胸廓诊法。胸廓为心肺二神所居之宫殿，其寒热润燥，内通外达。腹部诊法。宜使小儿裸体仰卧，集合其两足于一处为要。然在暖室不备之家，则易罹寒冒，不得已，任小儿着衣服，以手由股间伸入而检查之。若腹部膨胀且硬者，大约为便通不足。或啼泣不止，似其腹部甚痛，以手压之，则觉其痛渐缓者，概为胃痛、肠痛，较不足恐惧。但是等感觉，均非熟练之结果不能辨别之。至若虚里，在左乳三寸下，脉之宗气也，即左心房尖与总脉管口衔接之处。以手按之，可察心机之强弱及其心房之麻痹。故按胸之后，必按虚里。按之微动而不应者，宗气内虚；按之跃动而应衣者，宗气外泄。按之应手，动而不紧，缓而不急者，宗气积于膻中也，是为常；按之弹手，洪大而搏，或绝而不应者，皆心胃气绝也，病不治。虚里无动脉者必死，即虚里搏动而高者，亦为恶候。魏柳州云：凡治小儿，不论诸症，宜先按虚里穴。若跳动甚者，不可攻伐，以其先天不足也。幼科能遵吾言，造福无涯，此千古未泄之秘也，珍之贵之。凡痘疹发热疑似者，宜首诊虚里，其动亢盛及缺盆者，痘也；此动无者，他病也。脉候有热，而腹候无热者，是表热，而其热易去也。按腹而热，如烧手掌者，是伏热，而其热不易去也。小儿暴热，其轻重难以脉辨，而诊腹可以决定矣。若心下动而其热烙手者，尤不可忽。玄佑曰：小儿蛔病，诊腹有三候。腹有凝结如筋而硬者，以指久按，其硬移他处，又就所移者按之，其硬又移他处，或大腹，或脐旁，或小腹，无定处，是一候也。右手轻轻按腹，为时稍久，潜心候之，有物如蚯蚓蠢动，隐然应手，甚至腹底微鸣，是二候也。高低凸凹，如畎亩状，熟按之起伏聚散，上下往来，浮沉出没，是三候也。合而观之，腹诊之重要如此。腹为有生之本，百病之根，故诊病必按其腹。腹诊实为唯一之诊断法。独腹诊为诊定病之发于腹内诸器官，影响于身体各部者之要法。而疾病中十之七八，悉由其腹部所生。学者应宜熟悉。

胸腹内之脏腑部位图说

凡胸与腹分三停,上停名胸,在膈上,心、肺、包络居之。心与包络,从著脊处油膜中,下通肝肾。肺有薄衣,连及胸内,前面之膜,为肺通中、下焦之路,肺系上连包络,后著脊,前连胸膈。肝体即在膈下。胃附肺系,透下膈,横曲如袋。胃下为小肠,为大肠,为肝胆,是为中停。皆生连油膜之上,即中焦也。脐以下为下停,有膀胱,有胞宫,有直肠,皆生连油膜之上,即下焦也。后世不知焦从膲,因不知通身之膜,皆是三膲。故读经文者,少识精义。西医曰,腹内统膜,一丽腹里,一包脏腑,一成筋以束脏腑。肝、胃、脾、小肠、大肠横回,直肠上截,子宫蛋核,此被遮过。专包一脏曰包膜,兼包两脏曰连膜,摺叠成筋以束脏腑曰筋膜。西医言膜如此其详,证以三焦之说,而精义始出。

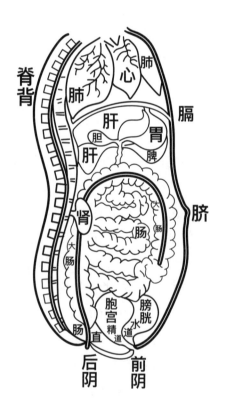

胸腹脏腑图

　　腹分九部。上一横，当两肋骨。下一横，当两胯骨上廉。两直皆由颊筋中处起，直上至离乳头少许止。上曰上部，中曰脐部，下曰下部。上左右曰胁下部，中左右曰腰部，下左右曰胯部。上部，藏胃中并幽门、肝左叶、后叶、四合回管、肝脉、有肝回管、胆管、腹短总脉、甜核总脉、总回管、总吸管、胁总回管。脐部，藏大肠横回、脂囊小肠、包膜小肠、上中下回。下部，藏小肠、膀胱、子宫（孕时方有）。右胁下部，藏肝右叶、胆囊、小肠上回、大肠上回、右肾上半、右肾上核。左胁下部，藏胃大端、脾甜核端、大肠下回、左肾上半、左肾上核。右腰部，藏大肠上回、右肾下半、小肠。左腰部，藏大肠下回、左肾下半、小肠。右胯部，藏大肠头、阑门、肾溺管、卵子脉回管。左胯部，藏大肠弯回、肾溺管、卵子脉回管。

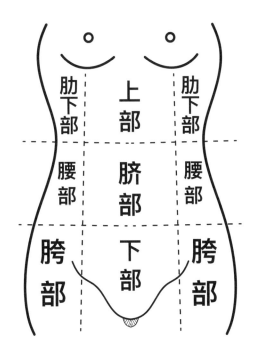

腹分九部图

按诊冲任要诀

按冲任脉，分部细诊，左动属冲，右动属任。冲动病剧，里急气逆，上冲作咳，为厥为呃。任脉动跃，阳盛阴虚，男结七疝，女则瘕聚。久泻久痢，冲任动跃，其病皆危，医勿劳神。

〔参〕《内经》谓：冲脉任脉皆起于胞中，上循背里，为经络之海。其浮而外者，循腹右上行，会于咽喉，别而络唇口。《伤寒论》谓之脐间动气。李志锐所谓饮食入胃，取汁变赤，由营卫上入于心，由心分布，其重浊之汁，入冲脉化血，精华之汁，入任脉化精。冲是一身之总血管，任是一身之总精管是也。凡按诊脐间动脉者，密排右三指，或左三指，以按脐之上下左右。动而和缓有力，一息二至，绕脐充实者，肾气充也。一息五六至，冲任伏热也。按之虚冷，其动沉微者，命门不足也。按之热燥，其动细数，上支中脘者，阴虚气冲也。按之分散，一息一至者，为元气虚败。按之不动，而指如入灰中者，为冲任空竭之候。且可辨其假寒假热，按冲任脉动而热，热能灼手者，症虽寒战咬牙者，肢厥下利，是为真热而假寒。若按腹两旁虽热，于冲任脉久按之，无热而冷，症虽面红口渴，脉数舌赤，是为真寒而假热。总之，冲任脉动，皆伏热伤阴，阴虚火动之证。平人则发病，病人则难治。惟素有肝热者，亦常有之，尚无大害。若素禀母体气郁，一病温热夹食，肠中必有积热，热盛则冲任脉动，动而沉者热尚轻，动而高者热甚重，兼虚里脉亦动跃者必死。如能积热渐下，冲任脉动渐微者多生。若冲任脉动跃震手，见于久泻久痢者，乃下①多亡阴之候，病终不治。

按诊手足要诀

先按其手，指冷如冰，伤风兼寒；指稍头热，夹食伤寒。手如数物，势将抽掣；手撒不收，症多脱绝。掌中寒者，腹中亦寒；掌中热者，腹中亦热。手背热者，背上亦热，为新感症；手心热者，小腹亦热，为伏气证。指甲青者，心痛肝绝；指甲黑者，血瘀筋绝；若指甲白，久病虚极。次按其足，足心

---

① 下：疑为"脱"，据《增订通俗伤寒论》补。

热者，多属热症；足胫冷者，多属寒症。仰睡脚伸，亦属热症；覆卧脚蜷，亦属寒症。足冷而晕，气虚脱症；足肿至跗，气虚寒症。按其手足，手热足冷，汗多妄言，为暑湿病；头疼发热，为外感病。

〔参〕手者，人体上肢之总名也，凡所以持物者多称手。足者，人体下肢之总名也，凡所以踢物者多称足。《难经》谓：手三阴之脉从手至胸中，手三阳之脉从手至头，足三阴之脉从足至胸，足三阳之脉从足至头。观此，则手足之寒热，关系于经络之运行，血脉循环之所及也。夏禹铸曰：指爪属筋余，脾为之运，小儿指尖冷，主惊厥。中指独热者，属寒，中指独冷者，分男左女右，为痘疹发见之象，其或掌心冷，而十指或开或合者无治。周于蕃曰：小儿拳四指已握，而大指加于四指上者，男顺女逆。小儿拳大指先屈入掌中，而四指加于大指上者，女顺男逆。小儿拳将大指插入食指叉而后握之，无论男女急慢惊风，均属险症。三岁内以至十岁外，皆可以此决之。张筱衫曰：脾主四肢，四肢厥逆，有寒有热，三阴证四肢厥冷，人所习见者，寒厥也。厥，尽也。阳尽而阴生，故四肢冷也。若热厥较寒厥尤多，经云热深厥亦深，热微厥亦微，同此厥逆，寒热攸分，生死立判，以之辨证，则手足尤为至要。

按诊冷热要诀

凡证冷热，按而得之。遍身俱热，外感无疑。肚热脚冷，伤食须知。脚热额冷，因惊致疾。耳足皆寒，头身发热，恐为痘疹，辨宜精切。

〔参〕似此诊法，一按便知，故不赘述。

·检 诊·

检诊纲要

一检口腔，二检温度，三检阴器，四检便路（即肛门），此时检查，慎勿粗鲁①。

〔参〕检，查验也。如检查、检察，即留意稽查之谓也。当检察儿病之际，务须将小儿位置稳妥，或抱或卧，俱可听便，且勿令其啼哭，以啼哭则有碍检查也。若儿年甫两三岁者，检查时，嘱旁人捉其两手，且捧住头颅，如此对窗坐下，方能检视。若在夜间，则用灯烛，必须明亮为宜。然医者必须五官并用，先检视小儿之体格、体质、容貌、肤色、眼球之若何，发疹之有无，呼吸次数之多少，肢节之运动及位置。次听其咳嗽与声音之奚若。又次查问其曾出天花与否。脐带剪断时之后，曾有意外之疾患否。又次闻其口气之臭味若何。此皆必不可少之检法也。

检口腔要诀

指探其口，儿不发声，从容咂指，多属轻症；如不咂指，即发啼声，或哭无泪，多属重症。若儿气急，痰涎塞口，或作鸦声，状若鱼口，或人中黑，黑色绕口，似此危症，皆属死候。重捺其唇，儿自张口，得以检视，察其咽喉。上腭起粒，状类乳头，脐风将发，锁肚噤口。喉关起白，白屑满口，吮乳不得，是谓鹅口。

〔参〕口腔、咽头之检查，为小儿诊断中必不可少者。初生儿之口内黏膜，唾液之分泌殊少，故口腔干燥，舌带白苔。欲令乳儿张口，可以手指触其下唇等部，儿误以为乳头，往往张口，此时口内各部最宜诊察。

---

① 粗鲁：原为"粗卤"，据何廉臣《小儿诊法要义》改。

检温度要诀

检温之法，或以手按，或用器检，俱可听便。温度高者，多属实热；温度低者，多属虚热。温度极高，固属险极；温度极低，尤为急逆。

〔参〕小儿并不啼泣，而颜貌不快者，必检察其发热与否。其法以手掌按小儿之额，或胸腹，或手足等处，试其体热如何。然大人之手，若时而极冷，时而过暖，则往往遗误，惟口唇之感觉，比手锐敏，与手互相比较，可以不生误谬。

检阴器要诀

婴孩阴器，男则外凸，女则内凹，检验不忒。肝火下逼，形肿色赤，光亮如吹，水气内结。心火下移，外肾肿赤，玉门胀大，一检便悉。

〔参〕《内经》谓：厥阴脉循阴器而络于肝。阴器者，男女之生殖器也。临证所能检视者，在男孩为阴茎，其根起自膀胱之尖端，附丽于耻骨之前侧，全体皆属海绵质，中有水道，尿液由此排泄焉。其次阴囊，所以容睾丸者，由皱襞体二部合成，中有膜以隔之，内分为左右二部，左部略较右部下垂。在女婴为阴唇，阴唇者，在女子之外阴部，有大阴唇、小阴唇之别，大阴唇为生殖器外口之两侧，小阴唇在大阴唇之内侧。故医者检视阴茎、阴囊、阴唇者，为诊察诸病之一助也。

检便路要诀

直肠下口，名曰魄门，大便之路，通称肛门。湿热下逼，肛痒异常，气虚下陷，肛脱而长。湿火成毒，虫生蚀肛，蚀肛透内，婴孩必伤。

〔参〕隋巢元方曰：肺与大肠为表里。肛者，大肠之门。肺实热，则闭结不通；肺虚寒，则肠头出露。有因痢久，里急后重，努力肛开，为外风所吹；或伏暑作泻，肠滑不紧；或禀气怯弱，易于感冷；亦致大肠虚脱。陈藏器曰：小儿肛痒，或嗜甘肥，大肠湿热壅滞，或湿毒生虫而蚀肛门。若因病不食，虫无所养而食脏食肛者，其齿龈无色，舌上尽白，四肢倦怠。其上唇内有疮，吐血如粟，心中懊侬，此虫在上食脏；若下唇有疮，此虫在下食肛。若食肛透内者不治。

总括六诊纲要

形色苗窍，望而知之；声音呼吸，闻而知之；病源症候，问而知之；囟额胸腹，按而知之；口腔温度，检而知之；脉搏状态，切而知之。临证断病，六诊兼施。

〔参〕前清王孟英曰：急症险症，疑难杂症，往往脉候难凭，必须细查病源，详审舌苔，按其胸腹，验其二便，汇参默察，则寒热虚实之真假，庶可得其真谛也。虽然，脉诊能知病势血气运行之变态，与夫病之所在，及全身受病之大要。按诊能知腹内病根聚积之所，察知他处之影响。检诊能知体温之寒热，气血之虚实。病有以脉变为主者，症有以腹状为本者，有验之于按诊而益明者，有征之于检诊而益确者，合之望闻问三诊，为六诊法。不可偏重，亦不可偏轻。儿科专家，能于此六种诊断学，精而求之，神而明之，临证治病，六诊兼施，则于儿科诊断术，无间然矣。故医者诊视小儿之证，倘色脉精切，则生死可判。若以恐触病家之忌，犹豫其说，不吐真情，稍有差池，必遭其怨。与其受怨于后，孰若告之于先，纵有危难，夫复何怨？盖人初病，治之犹易，若待病入膏肓，虽司命亦无如何矣。

·辨 证·

辨证宜先明阴阳之义

凡人乃阴精阳气合而成之者也。病之起也，亦不外乎阴阳二字，和则生，不和则病。故欲研究医理，首先当明白阴阳之义。何为阴阳？天为阳，地为阴；轻清为阳，重浊为阴；火为阳，水为阴；男为阳，女为阴；左为阳，右为阴；气为阳，血为阴；表为阳，里为阴；实为阳，虚为阴；热为阳，寒为阴。孤阴不生，独阳不长。良医之救人，不过能辨此阴阳而已；庸医之杀人，不过错认此阴阳而已。又有阴中之阳，阳中之阴，其间毫厘千里，命在反掌，辨之者安得而不慎？

辨外感内伤要诀

病起外因，统名外感；病起内因，通称内伤。属外感者，有寒有热；属内伤者，有虚有实。寒热之候，伤风最多；虚实之候，乳食最多。

〔参〕清儿科大家叶香岩曰：婴儿肌肉柔脆，不耐风寒，脏腑气弱，乳汁难化，内外二因之病自多，然有非风寒竟致外感者，四时之伏气也。未停滞已属内伤者，遗传之胎病也。前清儿科名家蒋仲芳曰：近世庸工治病，皆不先辨其外感内伤之因，今将二因说明于后，使学者一目了然。（一）凡见婴儿，身偎母怀，发热惊啼，头疼鼻塞，咳嗽声重者，皆属外感。怕风自汗者伤风，恶寒无汗者伤寒。夏令吐泻口渴，面垢齿燥者伤暑。身重神倦，便泄溺涩者伤湿。秋深发热咳嗽，痰黏声哑者伤燥。面赤唇焦，口燥舌干者，伤伏火之温热。（二）凡见小儿，嗳气呕酸，恶心恶食，发寒发热，乍吐乍泻，手心胸腹皆热，下泄臭屁，嗞煎不安者，皆属内伤乳食。以上二因为最多，故先提其要而述之。

辨寒热虚实要诀

一面㿠白，二眼珠青，三肚虚胀，四睡露睛，五足胫冷，六粪青白，寒症有七，吐泻无热，宜温宜补，切忌清泄。一面腮红，二眼白赤，三渴不止，四上气急，五大便秘，六溺色黄，热症有七，手足心热，忌温忌补，最宜清泄。皮寒气少，饮食不入，泄利前后，脉细欲绝，此为五虚，皆宜补益。皮热腹胀，神气闷瞀，前后不通，脉盛而数，此为五实，皆宜攻夺。

〔参〕蒋仲芳曰：外感内伤既明，尤必辨其寒热虚实。（一）凡见婴儿，面白唇青，手足冷，口气冷；或泄利清白，无热不渴，腹痛悠悠无增减；或恶心呕吐，喜就暖处，脉来沉迟无力者，俱属寒症。（二）凡见婴儿，发热，手足心热，面红唇干，舌燥口渴，口上生疮，口中热臭，大便秘，小便赤黄；或痢下黄赤，肛门焦痛，喜饮冷水，腹中热痛，喜就冷处，脉来洪数者，皆属热症。（三）凡见婴儿，面㿠白无神，懒言气短，不欲乳食，腹膨不痛，二便如常，神倦喜卧，眼喜闭，睡露睛，手足无力；及久吐胃虚，久泻脱肛脾虚，自汗表虚，自利里虚，脉来微细无力；与夫行迟，发迟齿迟，解颅，鹤膝，多由肾气未充，元阴不足者，俱属虚症。（四）凡见婴儿，发热无汗者表实，腹热便秘者里实，心胸饱闷，腹中膨胀，恶心嗳气，吐出酸水，手足有力，腹痛手不可按，两脉洪实有力者，俱属实症。以上诸症，每病不必悉①具，凡见二三，便作主张治之。若三症四症兼见者，须照本条斟酌尽善，自能中病也。

辨表里外内要诀

寒热虚实，病机之纲；表里外内，病位之常。凡儿百病，各有特征，头项背腰，可察表证；面目九窍，可察里证；血脉睛舌，可察内证。辨明变化，以定标准。

〔参〕《周礼》曰：两之以九脏之动，参之以九窍之变。此即临证辨病位之标准也。上编诊断总括，已一一明辨之。惟病位之表里内外，东医和田氏，颇有发明，试节述其言曰：中医分病之所在，有表里内外之别，皮肤为表，气

---

① 悉：原为"细"，据何廉臣《小儿诊法要义》改。

管肺胃肠为里。合表里谓之外，血肉骨髓谓之内。盖人体之形状，不过上有口，下有肛门之一空洞，左右两侧，连以手足者。洞之外面曰表，内面曰里，实质曰内，表里不与外界相通，名之曰外，故如皮肤气管肺胃肠等为外位。实质不与外界相通，名之曰内，故如血肉骨髓等为内位。然身体上之各器官，非独立无关系者，皮肤与胃肠互相表里（排泄作用），肺与气管互相表里（呼吸作用），肺与皮肤肾脏互相表里（排水作用），肝胆膵与胃肠互相表里（消化作用），口与肛门互相表里（出纳作用），乳房与子宫互相表里（育儿作用）。诸器又各有表里之别也，故皮肤之排泄有障碍①者，胃肠起呕吐下痢。皮肤之呼吸有障碍者，肺气管起咳嗽咯痰。皮肤妨碍蒸发者，肾脏利尿加多。鼻孔肿塞者，肺气管喘息咳嗽。然病毒之进行，始必侵及表位，继则侵入里位，攻及表里犹未治，则更陷入内位。迨病毒满于内外，即为九死一生之症。故医者之治病，必明病毒之所在处也。

辨五脏所属之症

肝者，足厥阴木也，实则目赤大叫，呵欠烦闷；虚则呵欠咬牙。有风则目连劄，有热则目视恍恍。成疳则白膜遮睛，主怒则性急大叫，哭甚则咽②肿，热则大小便难。手寻衣领，手乱捻物，甚则撮空摸床，此丧魂也。儿病时，目睛视物不转，或目合不开，或哭而无泪，或不哭而泪出，皆肝绝也。

心者，手少阴火也，实则叫哭，发热饮水；虚则困卧，悸动不安。心血足则面色红润易养，心血亏则面色昏③黯难养。热甚则津液干而病渴，神乱而卧不宁，喜伏卧，舌破成疮，又为重舌、木舌，舌出不收之病。凡病丹瘤、斑疹、虫疥、燎疮，皆心之症也。如心病久，汗出发润，或舌出不收，暴喑不语，或神昏溃乱，或斑疹变黑，皆心病之发源也。

脾者，足太阴土也，为消化水谷之总枢纽，实则困睡，身热饮水；虚则

① 障碍：原为"障害"，据何廉臣《小儿诊法要义》改，下径改。
② 咽：《幼幼集成》作"卵"，据改。
③ 昏：《推拿抉微》作"红"，据改。

吐泻，兼能助肝生风。伤脾[①]则为肿为胀，为黄为吐泻下痢。脾寒则腹胀，脾疳则肚大青筋。脾热则口臭唇疮，饮食不化，口干饮水。寒则口角流涎，谓之滞颐。气不利则口频撮，虚则肉消而瘦，不喜饮食，食则成积，积则成疳成癖。如若脾阴久病，则肌肉消脱，肚大青筋，或遍身虚肿，或吐泻不止，饮食不入，或多食而瘦，或虫出于口，或唇謇而缩，皆脾部之绝症也。

〔参〕涂蔚生曰：脾实固易困睡，而脾虚亦易困卧，因其化生之气既少，而孤阴不能独事动作也。脾热固易饮水，而热亦有虚实之分，实热者大渴引饮，饮多而舌苔黄；虚热者津液不能上升，饮水自救，饮少而舌苔不黄。腹胀亦宜分乎寒热，寒湿凝滞，固能饮食停滞，发生胀满；而火热膨胀，其胀较寒尤甚。不过此种诊法，须看其面色及其舌苔耳。惟遍身虚肿，当看其能食与否，能食则是气复而血未充，尚为吉兆，不可断为脾绝。如唇謇而缩，须看兼有口开与否，方可断为是否脾绝。因上嘴唇之人中，属于督脉，下嘴唇之承浆，属于任脉，唇缩多是督任二脉现于绝也。

肺者，手太阴金也，实则闷乱喘促，虚则哽气长出。经曰：寒伤肺，由儿之衣过薄也。经曰：热伤肺，由儿之衣过厚也。寒热伤肺，则气逆而为喘为咳。肺受风，则喷嚏而流清涕；受寒则鼻塞，呼吸不利；受热则鼻干，或为衄血；或疳则鼻赤烂；喘不止则面肿；咳不止则胸骨高，谓之龟胸。燥则渴不止，好饮水，谓之膈消。如肺久病，咳嗽连绵，喘息不休，或咳血不止，或鼻孔黑燥，或鼻孔开张而喘，或泻痢不休，肛门孔大如筒，或面白虚浮，上气喘逆，皆肺绝也。

〔参〕喘促与哽气，各有虚实二证，未可止限于喘实哽虚。寒热伤肺，虽由于儿之衣过薄过厚，然究系间或有之，未可作为寒热伤肺之定论也。喘不止则面肿，为阴虚而阳无所附，亦系阳虚之候，因阳明之气，行于面也。咳不止则胸骨高，谓之龟胸。泻痢孔大如筒，名为阴脱，此病亦在少阴厥阴，非专在太阴。面白虚浮，女子此症最甚，以其偏于阳弱，虚浮则为阳脱于上。然必须大病久病之后，又兼饮食不进，方可断为阳脱也。

肾者，足少阴水也，虚则目畏明，白睛多黑睛少，颅解不合，颜色㿠白，

---

① 脾：《幼幼集成》作"湿"，据改。

骨髓不满，儿必畏寒。多为五软之症，尻骨不成则坐迟，髁骨不坚则行迟，真阳不足则齿迟，血脉不荣则发稀，心气不足则语迟。或骨痿弱，卧不能起，或二便遗失，此肾败也。

辨五脏心部所司

心——乃一身之主，通身皆心司之，专主血，专司神（如惊悸不安为心虚）、泪（无因而泪者，心热也）、茎（阳物也，肿者，心热也）、汗（身瘦不动而汗者，心虚也）。以上有病，俱从心治。

按：汗者，人身阳气之变体也。饮水入胃，经火煽烁，其化而为气者，由胃之通体微丝管，上布外出，发散于周身肌肉之间，是为卫气；其化之不尽者，又经膀胱蒸发一次，上行外达；余滓始下出而为溺。盖膀胱如釜中盛水，丹田如灶底添薪也。其从膀胱与肾透出之气，既上行著于口鼻而为津液，外达于皮肤而为卫气，而汗之所以发生者，则犹空气之遇冷变而为雨，口气之著漆石复化为水也。如卫阳已虚，不能自相维御，则继续后来之气，遂形滴沥漏出，以为自汗，此为阳虚自汗之定义也。然汗为阳，而血为阴，血非气不长，气非血不摄，是不动而汗，宜从心治。

辨五脏肝部所司

肝——专司血（血弱者，肝虚也），血（又分司汗，血虚自汗），筋（抽掣者，肝风也）。以上有病，俱从肝治。

辨五脏脾部所司

脾——专司元气（气弱者，脾虚），气（又分司汗，气虚盗汗），肌肉（消瘦者脾虚），痰（实痰动脾湿也，虚痰动者脾虚），思虑（过则伤脾）。以上有病，俱从脾治。

按：胃与膀胱之所以能化生气者，则又全赖乎两肾中先天一点真阳之气。有此一点真阳之气，而后能化生脾胃后天之气。盖两肾中间，是命门真火，火潜于水，化生肾系三焦油膜之气，而后始能化生脏腑，及其气血也。故称此种之气始为元气，非脾之专司运化，可为气血之助者比也。盗汗明是阴虚，又与阳虚自汗有异。而阴虚所以盗汗者，因阴血既虚，则火无所养，故乘人睡眠气来依归阴血之际，侵越气分，逼其出而为汗也。至其所谓思虑伤脾，则多半在于大人，小儿颇少此症。因心火之阳，可以化生脾之阳土；心血之阴，可以化生脾之阴土。今心火思虑不息，则阴血被其煎熬受伤，而脾之所恃乎柔汁，以化谷之坚质者，亦于是被伤，故曰伤脾。

辨五脏肺部所司

肺——专司声音（音弱者，肺虚也；有声不出者，痰蔽也；声散者，肺绝也，气不敛也；无声者，肺绝也），热（出在肺），毛（破痒者肺燥，不润者肺虚），腠理（内外皮肉不密，则汗出）。以上有病，俱从肺治。

按：人之皮肤，俱有隙孔，俗称毛孔，非若铜铁之坚实平板，不透空气者也。吾人如以显微镜检察人之周身，则见吾人一呼气，而毛孔亦一开而呼气；吾人一吸气，而毛孔[①]亦一闭而吸气。又试于吾人之热天出汗自见，然热虽出在肺，而却不生在肺。盖人饮食入胃，其水谷之精华，必经火化而后为津液，为气血以充溢脏腑，周流皮肤，而温热全身也。

辨五脏肾部所司

肾——专司骨，齿，耳。以上有病，俱从肾治。

按：肾之所以主骨，治骨之所以治肾，理虽微而实易了。西洋之所以谈骨极精，分别极细，而不得治骨之术者，以其不知骨为肾主也。夫骨之所以肾主之者，以两肾中间白膜一条，是为肾系，贯透脊骨之间。脊骨间之骨髓，即肾中所生之脂肪也。有此脂髓，而后能生巨细之骨骼，全身皆然。故治骨之痿败，宜滋补肾阴为宜。

夏禹铸曰：脾肺内有伤，皆从外入。如父母舐犊过爱，则饮食伤脾；感于六淫则伤肺。至于心肝肾，无有伤处。到成人后，生情欲多房事则伤肾，守

---

① 孔：原为"空"，据上下文改。

钱房贪财谷则伤心，动作恼怒则伤肝。如是之症，远近颇多，虽有卓溪之良方，惜乎亦未能及治也。

辨五脏所伤（心部）

经曰：忧愁思虑则伤心。

按：唐容川曰：人必脏腑气血，先有亏损，然后生病。故论病机，先言脏腑所伤。原以心为火脏，火气宣明，则能化生血液，流畅筋脉。血脉流行，则其志常喜。若反乎喜，而为忧愁思虑，则心气遏抑，心火郁滞，故伤心也。盖心部原为火脏，能化生血液，主宰一身，凡百工作皆赖其出焉。如遇有难于办理之事，或感受环境困难，则不得不悯然而忧愁，戚然而思虑。岂知思虑一刻不息，则心火一刻不息；心火一刻不息，则肾水之被煎熬，亦一刻不息。以有限之肾水，供无限之火化，其不为源泉涸竭也几希。然肾水停其接济，则数点心中之阴液，亦自相灼烁。迨其灼烁已极，只剩一团火热而已，其为伤也可知。可宜以喜乐胜之，此其以情相治，是使其多解一刻之愁虑，则为多保一线之肾水，即多保一线之心血矣。小儿虽无忧愁思虑，其外感之热不解，内蕴之火不清，亦与忧愁思虑无异。不过此种火热，断非喜乐所能调剂，治之者又贵权宜。

辨五脏所伤（肝部）

经云：悲怒气逆则伤肝。

按：唐容川曰：悲者肺主之，过悲则金来克木，木不能达。怒者肝主之，过怒则肝木横决，血不能静。二者皆气逆也。肝乃主血之脏，血之所以流行不滞，潜伏不动者，全赖气之和平，有以配养此血耳。今其气逆则肝逆，肝木郁于下，肝火犯于上，而肝受伤矣。盖血生于上而行于下，气生于下而行于上。然血之运行，全赖气之运行为转移。若气有奔溢，则血亦随之而奔溢。气有停止，则血亦随之而停止。今肝为阴脏，多血少气，气既怒逆奔上，则其所多者，将受他多之支配，而胡行乱窜矣。气纵可平，怒纵可息，而乱窜之血，岂可使其尽行复原乎？不可复原，则血受一分之损失，即肝受一分之暗耗也。小儿虽少悲怒之事，然受大人之责打，父母之放置，亦即怒之一端也。

辨五脏所伤（脾部）

经云：饮食劳倦伤脾。

按：唐容川曰：饮所以润脾，过饮则停饮为湿，发为胀泄痰咳之症。土能治水，而反为水所困也。食所以养脾，过多则停食，为泄为满。脾能化食，而反为食所困也。脾主肌肉，劳以运动肌肉，使其活泼，乃益得安然。劳至于倦，必致消瘦发热。盖动而生阳，伤脾之阴，故肌肉反受其病。盖谷质坚硬，全赖脾阴之柔，以化其坚。水汁柔软，全赖胃阳之刚，以化其柔。但吾人之脾胃消化力，各有定量。倘或已尽其量，而又强饮之，强食之，则脾胃用力太过，定然受伤。脾胃既伤，而后饮食始停，由是积湿，则发为胀泄痰咳之症，停食发为泄满之症。至于劳倦伤脾，则又系脾之疲于供命也。何则？人之所以能作事者，由于饮食入胃，化生气血，流行肢体，而后精神充足。水谷之输入者，虽未尝一刻不息，而脾胃之消化，则未尝一刻稍息，其气血之供给于肢体者，亦未尝一刻稍息也。若外无所入，内无所化，肢体无所接济，则不觉精神困败而疲倦矣。然外虽劳倦，而动作未必即止，消化未必稍息，仓廪空虚，自相摩擦，其伤可知。试看安逸家多肥胖，劳动家多消瘦可知。又试看吾人劳动过度时不能饮食，必待精神恢复原状时，而后始能饮食可知。小儿由于饮食伤脾固多，以劳倦伤脾甚少，因其嬉乐玩耍，少有疲劳，即自知休息故也。

辨五脏所伤（肺部）

经云：形寒饮冷则伤肺。

按：唐容川曰：肺金畏火，自然怕热，又云畏寒冷者何也？盖肺之体虽是阴金，而肺之用实主阳气。气布于外，则为卫气，以充皮毛。若衣服失宜，外形受寒，则皮毛感邪，渐入腠理，发热动饮，为咳喘等症，治宜疏散。气布于内，则为宗气，以司呼吸，散津于脾，下输膀胱。若饮冷水浆及贪食瓜果之属，多受冷气，则阳气不能布化，水饮停滞，为咳喘积痛等症。惟形寒者是外感寒邪伤肺，饮冷者是内受寒凉以伤肺。外寒何以伤肺？盖肺为华盖，外主皮毛，内部脏腑所化生之阳气，无不朝聚于肺，使之散布毛孔皮肤间，以御外之寒气。若外而衣服太薄，受寒过甚，内元不能抵抗，则外寒由皮毛而腠理，而内部，则内部之热气，亦同化为寒，发为咳嗽。既形咳嗽，则向之元气上冲于肺，冲咳至极，肺故受伤。然此外寒伤肺，犹其本也。若其标者，则为外寒郁于皮毛腠理之间，而内元不能外出，同化为热，上灼肺阴，发生咳嗽。迨治咳嗽已久，而肺金岂有不受伤者乎？若夫饮冷伤肺，则为冷水凝于脾胃，胃阳不能消化，上冲至肺，发生咳嗽，而使肺脏受伤也。

辨五脏所伤（肾部）

经云：久坐湿地，强力入房伤肾。

按：唐容川曰：肾中之阳，能化湿气，则水达膀胱，气行肢脊。若久坐湿地，则湿气太甚，而肾反受伤，损及其骨，必生肢节肿疼等症。如肾中阴精充足无损，则骨髓壮，即能种子，入房乃其常事。若肾本原亏，精力已竭，而犹勉强入房[1]，则阴精枯败，寿命有关。盖肾本恶燥，但□□□□[2]湿凝于下，固伤肾阳。然湿久成热，亦可发生溺赤淋浊等症。小儿无识，最易久坐湿地，故亦发生溺赤淋浊等症。昧者不察，以为小儿肾无暗耗，那有溺赤淋浊等症，是其未知湿久成热之理也。

辨五脏所恶

经云：心恶热。

按：唐容川曰：五脏各有气化，即各有性情，有性情即有好恶。知其所恶，即知治之之法。世传五脏辨证法，谓肝热筋灼，惊痫瘛疭；肺热咳嗽，气上口渴；脾热肉消，便秘潮热；肾热骨蒸，精枯髓竭。又上焦热，则心烦口渴，头晕目痛；中焦热，则饮食减少，肿胀疟痢；下焦热，则小便不利，大便失调。热之见症虽不一，而总之归于心经。盖心为火脏，凡是火热，皆心所

---

① 已竭，而犹勉强入房：底本残缺，据《推拿抉微》补。

② 原书残缺，此部分与《推拿抉微》颇为相近，疑为参考该书。

司,心化血以养火,则火不亢而热除。若火太亢,则心血受伤,故心恶热。西医见热病,即以冰置胸前。此热轻者,可以立刻撤去。若热重者,外被冰阻,则热反内攻,为热毒伏心而死。凡食物入胃,化谷之精华而为液,经心火化始为血。设火热太甚,液不敷用,则火自煎灼,心反受伤。如釜底着薪,本是熟物之计。然釜中无水,火煎其釜,其釜亦终归破坏。此即心恶热之义也。

经云:肺恶寒。

按:唐容川曰:肺气如天,居至高,布阳气,故在外则皮毛畏寒,恐伤其卫外之阳。在内则胸膈恶寒,恐伤其布护之气。寒伤皮毛,发热咳嗽;寒伤胸膈,停饮痹痛。

经云:肝恶风。

按:唐容川曰:肝木主风而即恶风。盖血得和气则流畅,血得邪气则消灼凝结。老人中风,小儿惊风,一切风湿麻木瘙痒痉痫,均属于肝。盖肝藏血,又属于血,诚以风乃阴中之阳,血中之气,故为风能鼓荡其气,惟血亦能激动其风也。凡惊风是二症,惊是一病,风又是一病。风者多似惊,以其风邪外闭,内热不得外出,扰乱心神,使之不安,或出汗过多,血燥火旺也。惊者未必似风,以其猝受惊骇,丧失魂魄,而仅见一种惊惶不安之象也。

经云:脾恶湿。

按:唐容川曰:飧泄洞泄、痞满、肿胀、水饮等症,皆是湿气有余,脾土不能克化。五行惟土制水,土胜则水受制,水胜则土无权。故脾能治湿,而反恶湿。脾居油膜之上,膜属三焦行水之道。油属脾,水过油,则滑利不留,此即脾所以制水也。

经云:肾恶燥。

按:唐容川曰:肾主藏精,下通水道,上发津液,总系阴精赖以运化也。燥则伤其阴精,即骨髓枯,津液少,水道干涩也。

又曰:以上二条,经文最简略,然包括之病甚多。但能触类引伸,便可通一毕万。

辨诸病所属（肝部）

经云：诸风掉眩，皆属于肝。

按：唐容川曰：属者统属也。知其所属，则纲领既得，而其条目可例求矣。盖肝为风脏，凡风病皆属于肝。诸风谓中风伤风惊风疠风之类，所赅之症多矣。掉谓转动，凡猝倒惊痫抽掣摇战之类皆是。肝主筋，此皆筋之为病也。眩是昏晕，凡昏花妄见，头目旋转皆是，故有此病也，西医谓目眩惑昏花，痉痫抽掣，皆脑气筋为病。谓目系通脑，故昏眩；脑气用力太过，则肉缩伸抽掣。究问脑气何故病此，岂知肝脉通于脑，开窍于目而主筋。凡西医所谓脑气，皆肝脉所司，而脉筋所以致病云。故凡眩掉，皆属于风。而诸风为病，总属于肝也。

辨诸病所属（肾部）

经云：诸寒收引，皆属于肾。

按：唐容川曰：肾司寒气，故凡寒症，皆属之肾。肾又主骨，肾阳四达，则骨体舒展，举动轻便。若肢骨拘急而收曲，或弹缓而引长，皆骨不为用也。须知拘收引弹，与抽掣缩短者不同，一是寒症，一是风症。盖肾有二枝，生于第十四脊椎下，左右各一枝，中以油膜相连，名曰肾系。肾系穿过之中间脊椎，名曰命门。蒸发阳气，敷布周身。然此火不自蒸发，必得肾阴之助，而后始能蒸发。盖一阳生于二阴之下，成为坎中满之象也。亦犹火车之设置汽柜，必先设置火池水锅，而后火煎其水，汽入于柜，能以任重致远也。若吾人之火旺水盛，则有此健壮水火，即有此强盛之元气，充溢周身，自无寒缩之症。盖其由肾系而生出胁下之板油，少腹之网油，中焦之膜油，上焦之膈膜，周身之腠理，无不以此水火充足，光辉四映也。常见胖人怕热，以其水足火旺，元气宽裕，网膜之油汁充足也。又常见瘦人怕冷，以其水亏火耗，真阳化生过少，而网膜之油汁缺欠也。然过于亏损，又见其孤阳无依，发生潮热骨蒸等症。世之所谓小儿乃属纯阳之体，饮食无忌，任其所好，或过食生冷，或曾患热证，[①] □□□□□其真气，减其元阳也。

---

① 底本残缺，《推拿抉微》载：或曾患热证，过服寒凉，亦足减其真阳之势也。供参考。

辨诸病所属（肺部）

经云：诸气膹郁，皆属于肺。

按：唐容川曰：五脏六腑之气，无不总统于肺，以肺为气之总管也。故凡治气，皆当治肺。肺主皮毛，膹即是气之奔迫乖于皮毛，《说文》谓形恶，如紫癜斑瘤黑痣疱鼻之类。西医谓毛孔下有油核，其管直通皮肤。若面生黑刺，即管塞之故，此即《内经》膹膲之说也。郁是气遏于内，不得舒发也。见病如气逆痰滞、血结便闭之类，是气之乖于腹内者。郁与畅反，肺气不畅，故能滞郁也。

辨诸病所属（脾部）

经云：诸湿肿满，皆属于脾。

按：唐容川曰：肿在皮肤四肢，满在腹内胀塞，皆湿气壅滞，水下不行，停走于膈膜中也。然湿症尚不止此，故曰诸湿。或头目昏沉，或疟暑①泄痢，或周身痹痛，或痰饮痃癖，皆属脾土不制水所致。盖脾生油膜之上，膜是三焦主利水道，油是脾之物，油不沾水；此脾所以利水也。盖脾之油失其令，则湿乃得藏匿，故治湿之责属之于脾也。凡人之未生，是以先天生后天，人之既生，是以后天生先天。脾土生于油膜之上，是火生土，先天生后天之义也。水遇油而滑利者，是土克水之义也。五行互相为生，亦互相为克，脾土虽生于油膜之上，油膜是肾系所发，而膜之所以能致有油，油汁充足，光辉明亮者，则由于脾胃健壮，饮食增进，蕴属于脾肾二脏也。

辨诸病所属（心部）

经云：诸疮痛痒，皆属于心。

按：唐容川曰：此言诸疮，或血分凝结，阻滞其气，气与血争则痛。血虚生热，兼动风气，风火相扇则痒。皆属心经血分为病，治宜和血。又凡病不

---

① 暑：唐容川原本疾作"暑"，据改。

干血分，皆不发痛，故痞膨肿等均不痛。凡是腹痛，盖无不关于血分，故皆属心。

经云：诸热瞀瘛，皆属于心。

唐容川曰：诸热谓发热、恶热、瘟暑等症；瞀谓眼目昏花；瘛谓筋不得伸、抽掣等症，皆属于火者。盖诸热是火伤气分，火克肺金也。瞀是心神扰惑，视物昏乱。火属心，心藏火，扰其神故瞀。瘛是肝筋为火所灼，无血以养其筋，故而缩扯抽掣等症因以生焉。惟瘛与弹缓不收则有异，须当辨之。

辨五脏所属（属肾）

经云：诸厥固下①，皆属于下。

唐容川曰：厥谓四肢逆冷，固谓腹中瘕积，如寒症之类，泻谓下痢不止。皆属于下者，谓属于下焦肾经也。肾阳不能四达则厥，肾阳不能上升则泻，肾阳不能化气则固结。故皆属于下。盖肾之伏病数种，有肾阳不能四达之虚寒厥症，亦有肾火内伏遏闭之实热厥症也。有肾阳不能化气之虚寒固症，亦有肾火亢烈血结之实热固症也。有肾阳不能上升之虚寒下症，亦有肾火盛旺阴虚之实热下症也。若遇厥固下等症，概谓虚寒也。

辨五脏所属（属肺）

经云：诸痿喘呕，皆属于上。

唐容川曰：痿有两症，一是肺痿，肺叶焦举，不能通调津液，则为虚劳咳嗽。一是足痿，胫枯不能行走，则足痿，然未有足痿而不发于肺者。益肺主津液，由阳明而下润宗筋，足乃能行。肺之津液不行，则宗筋失养。故足痿虽见于下，而亦属之上焦也。喘属肺之呼不利，呕属于饮食滞气肺胃，均属上焦。上焦属阳，多病火逆。虚者由于下元亏损，化生之气短少，而肺无所充裕也。经曰：损其肺者益其气，即此义也。实者化气太甚，而肺部壅塞也。经曰：高者抑之，即此义也。盖呕亦有虚实二种，其虚而夹热者，则由于膈气空

---

① 下：唐容川原文下作"泻"，据改。

虚，热欲侵入胃阳也。其实而夹寒者，则由膈气滞塞，寒欲侵入胃中也。

辨五脏所属（属火）

经云：诸禁鼓栗，如丧神守，皆属于火。

唐容川曰：禁谓口齿禁切，噤口痢、痉病口噤之类。鼓栗谓战栗，如疟疾手足摇战之类。如丧神守谓谵语、恍惚不安之类。盖热极反寒之象，火扰心神之征也。

经云：诸痉项强，皆属于湿。

唐容川曰：寒湿则筋脉凝，热湿则筋脉胀，故皆能发痉与项强之症。

经云：诸逆冲上，皆属于火。

唐容川曰：诸逆谓吐咳呛呕等症。凡是冲脉气逆，头目咽喉胸中受病，均系心肝之火，挟冲脉上逆也。此症务宜查其形色，热确与否。因咳吐呛呕之后，尚有虚寒内伏，常以富家之儿，以其溺[①]爱过甚，衣被过厚，每易发生此症。

经云：诸胀腹大，皆属于火。

唐容川曰：诸胀谓腹内胀满，腹大谓单腹胀。此证是肝不疏泻，则小便不利，水停为胀。脾不运化，则单腹胀。皆属于热者，属于肝木乘脾也。然此与上节火字有别。火属血分，热属气分，热则气分之水多壅，故主胀大。

经云：诸躁狂越，皆属于火。

唐容川曰：躁谓烦躁，狂谓颠狂，越谓升高逾垣。凡此皆三焦与胃火太盛，而血气勃发也。

辨五脏所属（属风）

经云：诸暴强直，皆属于风。

唐容川曰：强直僵仆倒地，暴者猝然发作。风性迅速，故能暴发。凡风均属之肝。肝属筋脉，风中筋脉，不能引动，则强直矣。风者阳动而阴应之

---

① 溺：原为"泥"，据《推拿抉微》改。

也，故风具阴阳两性。中风之阴，则为寒风；中风之阳，则为热风。无论寒热，均有强直之证，宜细辨之。

经云：诸病有声，按之如鼓，皆属于热。

唐容川曰：此与肠鸣不同。肠鸣则转气切痛下泄，属水渍入肠，发为洞泻，是寒非热也。此有声乃在人腹里膜内，连网油膜之中。凡人身连网油膜，均是三焦，乃相火之府，行水之道路也。水火相激，往往发声，但其声绵绵，或与雷鸣切痛者，按之亦能作声，或拒手按，或如按鼓皮。以其在皮膜间，故按之如鼓，皆属于热。盖三焦为行气之府，气多则能鼓吹其膜中之管，使之有声。如西洋象皮人，搦之则出声是矣。

辨五脏所属（属火）

经云：诸病胕肿，疼酸惊骇，皆属于火。

唐容川曰：胕，足背。凡足肿皆发于厥阴阳明两经。阳明之脉，行足背；厥阴之脉，起足大指丛毛内行踝。肝木生热，壅阻胃经之湿，则循经下注，而发足肿，极酸痛也。西医云：凡脚气必胃中先酿酸水，继而尿中有蛋白形，尿亦发酸，乃发脚气肿病。但西医未言所以致酸，及因酸致肿之故。惟《内经》理可互证。经云：肝木在味为酸。盖木能生火，木能克土，土不化水，火又蒸之，则变酸味，是酸者湿与热合化之味也。羹汤①遇夏月，过夜则酸，冬月则否，属有湿而无热。知酸所以致疼肿也。又凡乍惊乍骇，皆是肝经木郁火发，魂不归藏之故，是以属于火。

辨五脏所属（属热）

经云：诸转反戾，水液浑浊，皆属于热。

唐容川曰：转者左右扭掉也。反者角弓反张也。戾者如犬出户下，其身曲戾，即阳明痉病，头曲至膝也。水液浑浊，小便不清也。转在侧，属少阳经；反在后，属太阳经；戾在前，属阳明经。水道不利，在膜膈中，属三焦

---

① 羹汤：据唐容川原本补。

经。皆属于热。是水液浑浊，固属三焦之热，而诸转反戾，亦多同属三焦。三焦网膜，西人谓之连网，由内连外，包裹赤肉，两头生筋，以贯赤肉，筋连于骨节，故利曲伸。可知诸转反戾，是筋所牵引，实则网膜使然，皆属三焦网膜中之热也。西医乃谓抽掣疭等，发于脑筋，不免求深反浅，故西人无治抽掣之术。惟七八岁之儿童，此症颇多，切不可以其反戾诸状，疑为俗谓天吊诸惊，乱投惊风之药，以致夭札。

辨五脏所属（属寒）

经云：诸病水液，澄澈清冷，皆属于寒。

唐容川曰：下为小便，上为涎唾，其道路总在三焦膈膜之中。无论何证，但据水液有澄澈清冷之状，即是三焦火虚之候，故曰皆属于寒。

经云：诸呕吐酸，暴注下迫，皆属于热。

唐容川曰：呕谓干呕，是火逆也。吐有寒症，吐酸则无寒症。暴注下迫，里急后重，逼塞不得畅，俗名痢症，皆属于热者，属于肝经之热也。肝火上逆，则呕吐酸；肝火下注，则症[①]下迫。因肝欲疏泄，肺欲收敛，金木不和，故欲泄不得。且痢多发于秋，金克木也。惟暴注下迫，似宜分作两条。暴注者便系溏稀之物，勃然下泻，热甚汹猛，毫无艰难阻止之状。下迫者便系脓血之物，情急欲出，至下而滞，壅遏塞止之状也。一则由肝火之发，一则由于金性之收。然非内有积热，皆不至此。不过暴注之色，多系深黄黑色，或是一种赤血水耳。故云皆属于热也。

---

① 症：唐容川原文作"痢"。

第四卷

辨证实验（一）

医门治例，小儿最难。肠胃脆薄，乳食易伤；体质柔弱，风寒易袭；重绵厚衣，反助阳以耗阴；放饭流歠，徒败脾而伤胃。察者若精，治之心得。口吐痰涎，胃之虚寒。急惊风目瞪而喜张，慢惊风目合而喜闭。吐泻之症，乳食不化为伤食。吐泻昏睡露睛，脾胃虚寒；吐泻昏睡不露睛，脾胃实热。吐泻青白，水米不化，脾虚胃冷。吐泻黄赤紫黑者，皆内伏热毒也。痢下如鹅鸭血者，胃烂也，不治。外感发热，身热鼻塞而声重；内伤发热，肚热口苦而舌干。唇干作渴，肠鸣自利，山根红兮是夜啼，邪热乘乎于心脾。惟变蒸周于一岁，胎毒自此始已。不能吮乳者，热在心脾；常欲俯卧者，积郁肠胃。盗汗频频，脏腑虚弱；摇头揉目，肝热生风；伤寒惊搐，风盛发狂；喉中如锯，客风入肺。脱肛泻血，冷热积伤。目怕明兮心肝受病，耳若聋兮积热心肾。目赤兼青，将欲发搐；面青唇白，俱是风寒；面红唇赤，实热所伤。上热下冷，有痰在脾。泻利而不常，由气涩而肠滑。目直视肝经有热，目连眨肝部有风。面浮虚肿，积气以攻；霍乱吐逆，瘟邪胃积。清涕常出，肺经受寒；小便赤涩，膀胱热聚。颊赤面黄，风伤腑热；行迟语涩，胎元肾亏。项硬肝风，胃热木舌，脾热生斑，气泄冷厥。眵泪羞明，肝脾积热。或啼或恐，风邪入心。张口出热，肺胃滞郁。目赤是积热肝肺，疝气属胎中积热。心生惊热，肝生风热，热盛生风，故多发搐。痰盛发哮，积伤风热，乳癖脾痞，食物所伤。似肿丹疮，腑内受热，非时咬乳，腹痛惊热。气血虚怯，久病寒生。面青呵欠，惊热传肝。面黄呵欠，脾虚食热。面赤呵欠，热伤于心。呵欠欲睡，脾蕴郁热。消渴口疮，脾胃积热。瞑睡不食，肝脾蕴热。腹痛频频，乳寒而滞。伤风贪睡，口干肺热；非时多睡，脾热滞积。饮水不止，脾胃实热。额心红，心热；鼻孔红，肺热。偏冷偏热，荣卫不顺。非时惊搐，客邪传肝。泻谷不化，脾虚胃寒。不思饮食，胃有寒热。乳后被吓，多成惊积；哭后食乳，滞积吐泻。急惊由于积热之深，凉泻偏宜；慢惊得于久病之后，温补为宜。头挺目窜而气喘兮，上士莫医；口禁目张而足冷兮，神术何济。既知症候，须明调理。察其精详，细心施治。此先哲之心传，实后学之珍秘。

辨证实验（二）

夫小儿有病，言脉无凭，察形观色，辨证宜详。面黄多积，颊赤生风，渴则唇干，烦多气热。面色乍白乍赤兼发搐，客忤胎风；唇口或青或紫并流涎，虫攻肠胃。目胞浮肿，面色㿠白，若非久嗽，定因积久伤脾；眉额频攒，面色青黑，不是头腹作疼，定然下痢后重。准青唇白，肢体冷而吐泻。热如蒸状，伤风有准。溺赤热多，粪青寒重。夜啼为胎惊风热，腹痛则内吊须防。卧地乃湿热侵脾，肌羸则成疳可必。伤寒则恶寒而面惨，伤食则恶食而腹膨，伤热则大便黄涎，被惊则睡中啼叫。夜热日凉，乃阴虚之症；露睛昏睡，乃阳弱之因。舌肿口疮，乃心脾之蕴热；鼻流清涕，乃肺腑之受寒。月内锁喉噤风，乃是因寒而致；初生尿短便血，尽属胎热之由。然吐有三因，治非一类，须分寒热，乃辨积伤。探形体之温凉，观唇额之赤白，小便闭利之是察，大便青黄之须知。乳积泻白，食伤酸臭。至若惊有二名，症分急慢，急者十有九全[①]，慢者九死一生。急惊因热甚而风木旺；慢惊因久病而脾土衰。实热先须截风，虚寒则当补土。惊痫忤吊，似是而非；痓疭脾风，若同而异。阳虚自汗，阴虚盗汗。小儿盗汗，无用治也[②]（据《幼科医学指南》补）。额汗至胸，皆属阳虚。眼眶若动，风热相干。胁筋刺痛，肝火将炽。遍身疼痛，风寒之症。咽喉肿痛，痰火紧急。喉痹疿腮，风热内蕴。伤食面黄，神昏爱眠，食伤脾胃。夜

---

① 急者十有九全：据《幼科医学指南》补。
② 无用治也：据《幼科医学指南》补。

睡咬牙，如肾虚不能制心火，热无从泄，亦发惊搐也。哭而声哑者，脾肺之痰也。笑而又哭，痛之甚也。症有顺逆，病有虚实。且如病由热起，热则惊生。乳食积伤，痰结壅滞。乳食伤胃，则为吐呕；乳食伤脾，则为泄泻。吐泻既久，则成慢惊。乳食停积，则生湿痰，痰则生火，痰火交作，致成惊悸。或为喉痹，痰火结滞，或成痫吊，或为喘嗽。胎热胎寒，禀受所关；撮口脐风，胎元有毒。腹痛乃感寒之侵，鹅口是胃中滞热。气色改移，形容变易。眼生泪眵，肝热眯目。口流痰涎，脾冷滞积。丹毒火乘于外，蕴热火积于中。中恶者，外邪乘也。睡惊者，内火动也。积有常处，有形之血也；聚无定处，无形之气也。面色黄兮，脾欲困而成疳；症朦胧兮，势已危而必亟。弄舌脾热，解颅肾衰。若夫疳虽有五，总系积①成。耳目鼻唇，验诸五脏。或白眵白膜，或肚大青筋，或泻痢无常，或爱食泥土，或喜卧冷地，或喜饮水浆，或耳鼻蚀疮。骨蒸发穗，既脚软而项小，又喘嗽而肌羸，皆饮食之不调，又外邪之侵袭。是以丁奚哺露，潮热无辜，形症多端，皆由此致也。

辨胎病

儿之初生有病，亦惟胎弱、胎毒二者而已矣。胎弱者，禀受于气之不足也。子于父母，一体而分，而禀受不可不察。如禀肺气为皮毛，肺气不足，则皮薄怯寒，毛发不生；禀心气为血脉，心气不足，则血不华色，面无光彩；受脾气为肉，脾气不足，则肌肉不生，手足如削；受肝气为筋，肝气不足，则筋亦弱，而机关不利；受肾气为骨，肾气不足，则骨节软弱，久不能行。此皆胎禀之病，随其脏气而求之。所谓父强母弱，生女必羸；父弱母强，生儿必弱。太极之初，天一生水，精血妙合，先生两肾，肾者，五脏之本源也。经曰：植木者必培其根，此之谓也。盖子之羸弱，即父母之精血弱也，故有头破颅解，神慢气少，项软头倾，手足痿弱，齿生不齐，发色不黑，行走坐立要人扶掖，皆胎禀不足。若胎毒者，即精血之火毒，是命门相火之毒，男子以藏精，女子以系胞也。胎毒之说，先贤谓人生而静，天之性也。感于物而后动，性之欲也。欲者，火也。故思虑之妄，火生于心；恚怒之发，火生于肝；悲哀之过，

---

① 积：《幼科医学指南》作"虚"。

火生于肺；酒肉之餍，火生于脾；淫佚之纵；火生于肾。五欲之火，隐于母血之中，即是毒也。男女交媾，精血凝结，毒亦附焉，此胎毒之源也。凡小儿初生，病如虫疥、流丹、浸淫、湿疮、痈疽、结核、重舌、木舌、鹅口、口疮，与胎热胎寒之类，俱是胎毒。如一腊之脐风，百日之痰嗽，难治。恰半岁而真搐，未周岁而流丹者，死。皆是也。小儿有三因所生病：衣服太厚则热，太薄则寒，寒热之伤，皆外因也；乳多则饱，乳少则饥，饥饱之伤，此内因也；客忤中恶，坠仆折伤，此不内不外因也。顺乎天时，适其温寒，则不伤于冷热矣。节其饮食，慎其乳哺，则不伤于饥饱矣。调护之谨，爱惜之深，必无纵驰之失矣。勿令庸手妄施汤药误儿性命可也。

辨五脏虚实补泻

经云：邪气盛则实，真气夺则虚。所谓实则泻之者，泻其邪气也；虚则补之者，补其真气也。如真气实则无病矣，岂可泻乎？肝常有余，脾常不足，此是本脏之气也。盖肝乃少阳之气，儿之初生，如木方萌，乃少阳生长之机，以渐而壮，故有余也。肠胃脆薄，所以不足也。若小儿五色修明，声音响亮，此心肺之气足也。乳食能进，大小便调，此肠胃之气足也。手足和暖，筋骨刚健，此肾肝之气足也。是为无病易养，不宜妄投药饵，诛伐无过也。如面色㿠白，声音微小，此心肺不足。乳食减少，吐痢频并，此肠胃不足也。颅解项软，手足痿弱，此肝肾不足也。是儿多病难养，此以形体虚实，辨五脏之强弱也。有病者，各宜随五脏之虚实，按症治之。

卓溪夏禹铸曰：万物以土为母，而人身亦然。陈非宋问曰[①]：物赖土生，有形可见。人身亦以土为母，何以知之？曰：脾属土也，而鼻属于脾，彼孕妇成胎，先从鼻始，故人称始祖为鼻祖，以是知脾土为一身之母也。有脾土而后生肺金，肺金生肾水，肾水生肝木，肝木生心火，心火生脾土，此五脏相生之序也。有生亦必有克，不克则太旺无制。故肝木克脾土，脾土克肾水，肾水克心火，心火克肺金，肺金克肝木，此五脏相克之序也。业医者不明五脏相生相克之理，则治病兼补兼泻之法，从何而施？如脾家虚极，法虽用补，补之不

---

① 陈非宋问曰：据夏禹铸原文补。

足，必兼补心，即虚者补其母，实者泻其子也。苟不明相生之理，焉知补心以补脾。如脾家热极，法虽泻脾，然泻之不克，必兼泻肺，不明相生之理，又焉知泻肺以泻脾？生我者谓之母，克我者谓之贼。即如肝家虚极，则肺邪乘肝，补肝必兼祛贼，贼去而肝自安，不明相克之理，又焉知泻肺以补肝？举此两脏，余脏皆可类推。

辨苗窍脏腑主病

盖小儿初病之时，声音或不失其常，至病久而气丧，气丧而声失，闻之无可闻。书曰：哭声不响赴阴君，而亦有不赴阴君者何？无非泥其声，而不得其肺之绝与不绝。故曰以望为主。惟五脏之体，隐而理微，望从何处？曰：体固隐矣，然发见于苗窍颜色之间者，用无不周，理无不微矣，乃昭著于四大五官之外者，无一不显。《中庸》所谓费而隐，显而微者，不可不引之以相发明。故小儿病于内，必形于外，外者内之著也。望形审窍，自知其病。按病推拿，较比药石无危险，尚能见效之速，未有不如响之应声者。计内有脏曰心、曰脾、曰肺、曰肾、曰肝，五脏不可望，惟望五脏之苗与窍，即知其内脏之病也。舌乃心之苗，红紫，心热也；臕黑①，心火极也；淡白，虚。鼻准与牙床，乃脾之窍，鼻红燥，脾热也；惨黄，脾败也；牙床红熏，热也；破烂，脾胃火也。唇乃脾胃之窍，红紫，热也；淡白，虚也；如黑漆者，脾胃将绝也。口右扯，肝风也；左扯，脾之痰也。鼻孔肺之窍，干燥，热也；流清涕，寒也。耳与齿乃肾之窍，耳鸣，气不和也；齿如黄豆，肾气绝也。目乃肝之窍，勇视而睛转，风也；直视而不转睛者，肝气将绝也。以目分言之，又属五脏之窍。黑珠属于肝，纯是黄色，凶症也；白珠属肺，色青，肝气侮肺也；淡黄色，脾有积滞，肺有稠痰也；老黄色，乃脾肺受有湿热，黄疸症也；瞳仁属肾，无光彩又兼发黄，肾气虚也；大角属大肠，破烂，肺有风邪也；小角属小肠，破烂，心有热也；上皮属脾，肿，脾伤也；下皮属胃，青色，胃有寒也。上下皮睡合不紧，露一线缝者，脾胃虚极也。面有五位，五脏各有所属。额属心，离火也；左腮属肝，震木也；右腮属肺，兑金也；唇之下属肾，坎水也。

---

① 臕黑：臕音熏，亦有作肿黑，遵原文。

五脏，里也；六腑，表也。小肠心之表，小便短黄涩痛，心与小肠有热也；清长而利，虚寒也。胃乃脾之表，唇红而吐，胃热也；唇惨白而吐，胃虚也；唇色平常而吐，作伤胃论。大肠肺之表，闭结，肺有火也；肺无热而便闭，必血枯，不可通下；脱肛，肺虚也。胆乃肝之表，口苦，肝旺也；闻声著吓，心与肝虚也。膀胱肾之表，居脐下气海之右，有名无形，筋肿筋痛，肝肾之寒气入于膀胱也。面有五色：一曰红，红病在心，面红者热；一曰青，青病在肝，面青者，痛与风；一曰黄，黄病在脾，面黄者，脾伤滞积；一曰白，白病在肺，面白者寒；一曰黑，黑病在肾，面黑属于久病，而无润泽，肾气败也。望其色，若异于平日，而苗窍之色与面色相符，脏腑虚实，无有不验者矣。

辨脏腑为病

经云：心为噫。

按：唐容川曰：五脏六腑病形百出，各有自为之病形，以为证据。如心为噫，非心只有噫之一证。谓无论何证，但见噫气，则知属于心矣。噫者胸中结气，哽之使出。俗说是打嗝顿，非也。打嗝顿与噫，音义不符。打嗝顿是气厄于胸，而出于口，故名曰呃。二者均病在胸前，属心之部位，故皆属心经。胸满噫气，乃是肺胃痰火。久病闻呃为胃绝，则以其火不生土，心气逆也。心病不止一噫，然见噫气，便知属心也。

经云：肺为咳。

按：唐容川曰：五脏六腑皆有咳证，而无不聚于胃，关于肺。盖肺主气管，气管中如非痰饮即风寒火燥，令其气逆，故咳。有从皮毛口鼻入气管者，有从肠胃膈膜入气管者，当分头治之。按嗽咳二症，道路不同，鼻主吸气，嗽字从鼻，是吸入之气管不利。咳字从欠，欠者口气下垂也，口主出气，是呼出之气管不利。此管在胸膈，故每咳必胸前痒滞，意有未尽者，详于三焦条。

经云：肝为语。

按：唐容川曰：谵语属阳明燥热，郑声属心神虚恍。盖燥热乃木火克土，神恍乃肝魂不清，因而心神扰惑。故皆宜泻木火以安魂。阳明燥热，上熏肝脏，魂不能安，发而为语，是语自成之于肝，病发之于胃，而肝为本，胃为标也。

经云：脾为吞。

按：唐容川曰：脾主化谷生津，凡口中津液少者，时常作吞引之状。如反吞为吐，属于水谷不下之故。皆属脾病也。

经云：肾为欠为嚏。

按：唐容川曰：欠者阴阳引入[①]，气入属吸，故呵欠至而欲寐。嚏者阳引阴出，气出属呼，故喷嚏出而人醒。二者皆根蒂于气海，故肾病见此二症也。

经云：胃为逆为恐。

按：唐容川曰：阳明主纳，其气以下行为顺，如气逆则上行，即反其令，则为吐哕也。哕者，吐秽恶之气也。吞酸嗳腐之类，皆反其纳物之令也。恐者肾所主，肾水动而胃土不能制之，故恐亦主于胃也。

经云：大小肠为泄。

按：唐容川曰：泄多是脾胃中焦之症，然总是出于大小肠之病。小肠属火以化谷，火虚则食谷不化而作飧泄。大肠属金以燥粪，如燥气不足，则粪溏泄。如小肠火甚，或遇寒凉，则又胶结而为痢。如大肠燥甚，则又为秘结不便。此即详叙泄泻之各种变态也。

经云：下焦溢为肿。

按：唐容川曰：三焦乃决渎之官，前已详注，此节专云下焦也。因上焦连心肺，中焦连脾胃，多兼脾胃心肺之症，尚非三焦之专责。惟下焦当膀胱渗入之上口，为水入膀胱之路，此处如不利，即水溢于上，达于外而发为水肿。下焦属肾属肝，治宜疏泻肝肾。又肺居高能御下，主通调水道，非开利肺气，不能治也。

三焦者，乃上中下三焦之油膜连网也。脏腑内外，无不以此处之膜丝相连系。若下焦油膜不利，则水不能渗至膀胱，顺此膜丝外溢为肿。然肿不仅先自下起，有先自头面起者，有先自四肢起者，故张师仲景治水肿，有腰以上当发汗、腰以下当利小便之旨。

经云：膀胱不利为癃，不约为遗溺。

按：唐容川曰：膀胱下为溺管，溺管淋涩不通为癃。肺主水道，由肺气

---

① 阴阳引入：唐容川原文为"阴引阳入"。

闭，则宜清利。肝脉绕茎，由肝之血①滞，则宜滑利。据西医之说，以为溺管肿塞云云，究之皆属肺肝两端所致也。溺管之后为精窍，精窍有败精死血，亦能挤塞溺管。盖肺以阴气下达膀胱，通调水道而主节制，使小便有度，不得违碍。肝肾以阳气达于膀胱，发蒸水气，使其上腾，不得直泄。若阳气不能蒸发，则水无约束，发为遗溺也。

经云：胆气郁为怒。

按：唐容川曰：胆者，木生之火也。西医论胆，专论其汁，不知有汁即有气，故《内经》均以气立论。木气通畅，火气宣达，则清和朗润，其人和平。若木郁生火，火郁暴发，则为震怒。凡病之易怒者，皆责于胆气也。

又曰：脏腑之症，不一而足，举此为验，任其形症百变，均莫得而遁情矣。

辨五脏所藏（一）

经云：心藏神。

按：唐容川曰：人之所以灵于物者，以其秉五行之秀也。夫此灵秀之气，非是空无所寄，实则藏于五脏之中，是为五脏之神，人死则其神脱离五脏，人病则五脏之神不安。知五神之所司，而后知五病之情状。盖人所有之知觉，乃神主之也。神是何物？浑言之，则两精相搏谓之神，空言之，则变化不测谓之神，此皆放言，无可稽考。盖神者，乃生于肾中之精气，而上归于心，合为离卦，中含坎水之象。惟其阴精内含，阳精外护，心脏之火所以光明朗润，而能烛物。然神即心火，得肾阴济之，而心中湛然，神明出焉，故曰心藏神。心血不足，则神烦；心火不足，则神怯；风痰入心，则神昏也。西医知心为生血回血之脏，而谓心不主知觉，主知觉者是脑髓筋。又言脑后筋只主运动，脑前筋主知觉。又云脑筋通于心也。但不知髓实为心之所用，而非髓能知觉也。盖髓为水之精，得心火照之而光见，故生知觉矣。古文思字，从囟从心，即以心火照脑髓之义。髓如月魄，心如日光，相照为明，此神之所以为用也。

---

① 血：原为"油"，据唐容川《中西汇通医经精义》改。

辨五脏所藏（二）

经云：肝藏魂。

按：唐容川曰：魂者阳之精，气之灵也。人身气为阳，血为阴，阳无阴不附，气无血不流[①]。肝藏血而内含阳气，是谓之魂。究魂之根源，则生于坎水之一阳。推魂之功用，则发为乾金之元气。不藏于肺，而藏于肝者，阳潜于阴也。不藏于肾，而藏于肝者，阳出于阴也。昼则游魂于目而为视，夜则魂归于肝而为寐。魂不安者梦多，魂不强者虚怯。西医不知魂是何物，故不言及于梦。然西人知觉与华人同，试问彼夜梦恍惚，若有所见者，是何事物，因何缘故，则彼将哑然。盖魂非剖割所能探取，而梦非器具所能测量，故彼不知也。

辨五脏所藏（三）

经云：肺藏魄。

按：唐容川曰：言人身血肉块者，阴之质也。有是质即有宰是质者。秉阴精之至灵，此之谓魄。肝主血，本阴也，而藏阳魂；肺主气，本阳也，而藏阴魄，阴生于阳也。实指其物，即肺中精（清应为精），华润泽之气。西医所谓肺中只有膜沫是也，惟其有此沫，则散为膏液，降为精血，阴质由是而成矣。魂主动而魄主静，百合病恍惚不宁，魄受扰也。魇魅中恶，魄气所掩也。人死为鬼，魄气所变也。凡魂魄皆无形有象，变化莫测，西医剖割而不见，遂置弗道。夫谈医而不及魂魄，安知生死之说也。

辨五脏所藏（四）

经云：脾藏意。

按：唐容川曰：旧注心之所忆为意。心火生脾土，故意藏于脾。按脾主守中，能记忆也，又主运用，能思虑也，脾之藏意如此。脾阳不足，则思虑短少；脾阴不足，则记忆多忘。

---

① 流：唐容川原文作"留"。

辨五脏所藏（五）

经云：肾藏志。

按：唐容川曰：旧注心之所之谓之志。神生于精，志生于心，亦心肾交济之义。按志者，专意而不移也。志本心之作用，而藏于肾中者，阳藏于阴中也。肾生精，为五脏之本，精生髓，为百骸之主，精髓充足，伎巧出焉，志之用也。又按志，即古誌字，记也。事物所以不忘，赖此记性；记在何处，则在肾经。盖肾生精，化为髓，而藏于脑中。凡事物经目入脑，经耳入脑，经心亦入脑，脑中之髓，即将事物印记不脱，久之要思其事物，则心一思之，而脑中之事物立见。盖心火阳光，如照相之镜也；脑髓阴汁，如留影之药也，光照于阳，而影附于阴，与心神一照，而事记髓中同义，西学留影妙矣，而西医则不知人身自有照影留声记事之妙质，虽剖割千万人，能得此理否。古思字从囟从心，囟者脑前也。以心神注囟，则得其事物矣。

容川又曰：《内经》又有五脏七神之说，云脾藏意与志，肾藏精与气，与此不同，然志须属肾，精气血三者，非神也，故从五神之说为是。

按容川此节论释，词意既系精微，理由复极充足，务使前之空空洞洞，难以依据凭信者，各有切实依据，可为凭信，医者奉之为南针宝鉴，岂非其天资过人，乃其学力极到之所使然。西医动谓中国此等学说近于玄妙，无从实验，不知中国医学之所以高尚者，即由于此中玄妙也。

辨变蒸论

人有三百六十五骨，除手足四十五碎骨外，有三百二十数。小儿自生下后，一日行骨十段，十日百段，三十二日共计行骨三百二十段，为一变。云变蒸者，非病也，乃小儿生长之次第也。按钱仲阳先生云：三十二日一变生肾，主志。六十四日再变生膀胱，其发外症，耳与尻冷。肾与膀胱俱生于[①]水，按五行次序，水火木金土也，水数一，故先变主之。九十六日三变生心，主喜。一百二十八日四变生小肠，其发外症，汗出而微惊。心为火，火数二，故主

---

① 于：《幼科医学指南》作"于"，据改。

之。一百六十日五变生肝，主哭。一百九十二日六变生胆，其发外症，目赤不开。肝属木，木数三，故主之。二百二十四日七变生肺，主声音。二百五十六日八变生大肠，其发外症，肤热而汗。肺属金，金数四，故主之。二百八十八日九变生脾，主智。三百二十日十变生胃，其发外症，不食，腹痛，吐乳。脾属土，土数五，故主之。以后生齿能言，知喜怒，故云始全也。然亦有至二十八日，或三十日，或三十四日而变者，此云三十二日者，其常数也。变者，改易也；蒸者，发热也。变则发热，昏睡不乳，似病非病，虽是胎疾，实非胎热、胎毒之比，此少阳生长之气，发育万物之机也，儿之强壮者，虽有不觉，气弱始见。如变后形体渐长，知识渐增，乃为无病，故不必治。人或不知，误以为热而汗下之，诛伐无过，损其元阳。其间或有未及期而发热者，或有变留而不去者，抑别有他故者，须详察之。

以身面形状辨别寿夭

陈飞霞曰：头者诸阳之会，脑者髓之海也，凡儿头角丰隆，髓海足也。背者五脏六腑俞穴皆附于背，脊背平满，脏腑实也。腹皮宽厚，水谷盈也。目为肝窍，耳为肾窍，鼻为肺窍，口为脾窍，七窍无缺，形象全矣。故知肉实者脾足，筋强者肝足，骨坚者肾足，不妄言笑者心足，不多啼哭者肺足，哭声连续者肺实，不久眠睡者脾实。兼之脚健而壮，项长而肥，睛明而黑，根株固也。肌肉温润，荣卫和也。唇鲜发黑，二便调和，表里实也。小便清长，大便滋润，里气实也。以上皆为寿相，其儿易养。

诸阳皆聚于头，颅破项软者，阳衰于上。诸阴皆聚于足，踹小脚蜷者，阴衰于下。鼻孔干燥，肺枯。唇缩流涎，脾冷。发稀者，血衰。项软者，柱折。青紫之筋，散见于面者，多病风热。兼之形枯色灰者，表虚；泻利无时者，里虚。疮疥啼哭多笑语者，皆阳火妄动之候。以上皆为夭相，其儿多病者难养。

凡声音清亮者寿，有回音者寿，哭声涩者病，散而无声者夭。

盖诸阳皆聚于头，诸阴皆聚于足，均由阴阳化生之起源也。然气即阳，生于下而聚于上，头则其荟萃之所耳。阴即是血，生于上而聚于下，足则其归宿之处耳。惟其阳生于下，故三阳之膀胱大肠等腑，多半生自下部与脏阴之下。惟其阴生于上，故三阴之心肝等脏，多半生自上部与腑阳之上。然诸阳虽生于下，而无阴以济之，则不能滋其化生之源，故众阳之间，而肾脏一阴生焉。诸阴虽生于上，而无阳以启之，则不能成其化生之本，故众阴之间，而胆腑一阳生焉。

辨录诸家惊风论

一曰：惊者，吓也，由儿先有内伤，复来外感，肺窍痰迷，心无所主，一着惊而即发也。盖惊生于心，痰生于脾，风生于肝，热生于肺，此一定之理也，热甚则生风，风盛生痰，痰盛生惊，此贼邪必至之势。疗惊必先豁痰，豁痰必先祛风，祛风必先解热，而解热为先。肺主皮毛，皮毛为热邪出入之门户，被风、寒、暑、湿、燥、火六淫之来，皮毛受之，即入犯乎肺，肺本出热地也，燥火暑邪一入，则热与热依，而热盛；风寒湿邪一入，肺窍为之闭塞，则热无所泄，而热亦盛。

一曰：急惊身热目赤，口鼻气粗，痰涎潮壅，忽然而发，发过容色如旧，有因惊骇者，亦有不因惊骇者，大都是火燥木急，故身先有热，未有身凉而发者，证皆属阳，宜用凉剂，除热化痰则惊自息。昔人谓痰生热，热生风，风生惊，其实皆本气自病，世不解风自内生，竟用寒凉，攻伐过甚，及至元气损伤，虚痰上逼，胸膈臌[①]胀，则谓症变结胸，无可救也。

一曰：急惊者，肝经血虚，火动生风，盖风生则阴血愈散，阴火愈炽，火动肺金愈虚，肝邪愈炽，宜滋肝血，养脾气。若屡服祛风化痰泻火之剂则不效，便认作脾虚血损，急补脾土。

一曰：急惊属木火土实，木实则搐而有力，目上视动劄频，土实则身热面赤而不吐泻，偃卧合睛，治宜凉泻。亦有因惊而发者，以致牙关紧急，壮热等症，此内有实热，外挟风邪，当截风定搐。

一曰：急惊者，壮热痰壅，窜视反张，搐搦掣动，牙关紧急，口中气热，颊赤唇红，脉浮洪数，此肝邪风热，阳盛阴虚症也。

---

① 臌：《幼幼集成》作"膨"。

一曰：小儿惊风，肝病也，亦脾肾心肺病也。盖小儿之真阴未足，柔不济刚，故肝邪易动，则木能生火，火能生风，风热相搏则血虚，血虚筋急，筋急则眩掉反张强直之类，皆肝木之本病也。至其相移，木邪侮土则脾病，木盛金衰则肺病，木火上炎则心病，木火伤阴则肾病，此五脏惊风之大概也。

一曰：急慢惊风，古人所谓阴阳痫也。急惊属阳，慢惊则属阴，惊邪入心，则面赤颊赤，惕惕夜啼；入肝则面目俱青，眼睛窜视；入肾则面黑恶叫，啮齿咬人；入肺则面色淡白，喘息气急；入脾则呕吐不食，面色淡黄。然风非火不动，火非风不发，风火相搏而成惊风，故心肝二脏主之。然火盛则金伤，水失其母，而火无所畏，且木无所制，而脾土又受伤矣。

一曰：急惊者，阳症也。小儿阳常有余，阴常不足，易于生热，热盛则生风、生痰、生惊，且饮食难节，喜怒不常，暴怒伤阴，暴喜伤阳，伤阴则泻，伤阳则惊。小儿暴喜伤乳，夫乳甘缓恋膈，又兼外感寒邪，则痰凝壅塞，郁滞熏蒸，内有食热，外感风邪，心家热盛则生惊，肝家风甚则发搐，肝风心火交争，因乃痰生于脾，风生于肝，惊出于心，热出于肺，惊风痰热四证若具，八候生焉。八候者，为搐、搦、掣、颤、反、引、窜、视是也。搐者，两手伸缩；搦者，十指开合；掣者，势如相扑；颤者，头偏不正；反者，身仰后向；引者，臂若开弓；窜者，目直似怒；视者，睛露不活，是谓八候也。其四症，即惊、风、痰、热是也。

辨儿病险症要诀

小儿险症，虽若可畏，太溪脉动，眼有神气，囟门如常，面爪不异，此犹可救，处方注意。

〔参〕险症者，处于顺症逆症之间者也，其病在可顺可逆之分际，皆可谓之险症。试以胎毒一端，罕譬而喻之，毒气轻者固顺，然必儿之气血不虚，则始为顺也；重者固逆，亦必儿之气血虚，则始为逆也。毒微者顺也，若儿之气血虚弱，虽顺恐化险也；毒甚者逆也，若儿之气血不虚，虽逆能变顺也。此以儿之胎毒重轻，气血虚实，定病势之顺逆险也。此时若疗法适当，看护周到，虽险症亦可转顺。若疗法不当，看护不周，则其病险者变逆，逆者更逆，其结果必凶多吉少矣。

辨儿病逆症要诀

肢体俱冷，汗珠凝身，爪青面黯，眼直无神，啼声如鸦，鼻燥生尘，囟忽肿陷，喉响痰升，病形至此，皆为逆症，药虽对证，难望求生。

〔参〕逆症较险症为更急，故逆症即急症。但有虚与实之分，有误治之急症者，多属虚症；有逆治之逆症者，多属实症。凡病顺行者为常，急逆者为变。失常而疾行者为急，失常而逆行者为逆。明医张安世曰：顺险逆之三症，顺则无庸治，逆则治何益，惟险者在急治，而尚变通，其机不暇少缓，耽误婴童之生命也。

辨五脏绝症要诀

吐泻变痢，血黑难当（心主血，心绝则血色变黑，虚燥而发渴），瘦难行坐，舌不缩藏（心主舌，绝则不能收），脸如脂赤（痢久则面当无色，今面色反如脂者，心绝则虚阳上发也），不语口疮（心主舌，绝则不能语），心脏绝症，危急异常。

〔参〕凡小儿病见败象，断其不治，通称绝症。如囟肿或陷，汗出不流，或如珠如油，舒舌出口，舌肿发惊，发直如麻，肤无血色，泻血黑黯，此心绝也。

眼目时闭，浑似醉人，频频要睡，心烦多嚏（肝主目，绝则不能开，故涩而只要睡；又肝主筋，力绝则如醉人不能举也；又肝主怒，绝则多怒不止也），唇白胞肿，狂啼躁声，肝绝危症，难望回春。

〔参〕唇白眴动，啼哭无泪，或不哭泪下，眼深如陷，爪甲青黑，舌卷囊缩，肢搐目斜，手如抱头之状，此肝绝也。

面黄虽好，只怕相残，肢厥畏寒，蛔上觅餐（脾主肢体，绝则体弱；又脾绝则肾逆乘之，故发憎寒；脾绝则胃热，故虫不安而上吐出），吮乳无力，盖齿为难（脾主唇，绝则不能收掩其齿，又不能吮乳），眶陷胞瘪（眼眶属脾，绝则倾陷），脾绝难挽。

〔参〕人中平满，或现黑色，唇缩反张，焦枯燥裂，或见紫黑，或不盖齿，舌缩或卷，鼻孔开张，冷涎如油，撮口如囊，面如土色，四肢逆冷，吮乳不受，咽物喉鸣，泻粪赤黑，小便溺血，此脾绝也。

肺候色白，怕见绝形，鼻青孔黑，腹胀胞倾（肺主鼻，绝则肝逆乘之而色青；又肺绝则无涕，故孔黑燥也；肺主眼胞，绝则陷之），项直气急，胸突声暗（肺主气，绝则喘急项直以引气也；气绝则胸中满凸，但有出气而无回气也），肺脏绝症，断难望生。

〔参〕目直青鲜，气喘不续，食物噎嗽，痰涎塞口，喉中鸣响，鼻塞不通，鼻干黑燥，肺胀胃膈，头汗肢冷，此肺绝也。

冷汗时出，尿多夜惊（肾绝则阴阳相离，故冷汗出而小便不禁；精者神之舍，绝则精神离，故夜里多惊，肾属阴，夜亦属阴故也），遍身生疳，肢冷如冰（阳尽不能充暖故也），项倒头倾，面黑无神（肾绝则天柱骨倒，面目皆黑无精神），肾脏绝症，必殒其身。

〔参〕面黑神昏，眼黑胞肿，面无光彩，耳轮青黄，焦枯疳瘦，牙齿脱落，发疏黄燥，皮肤枯黑，惊风咬乳，戛齿下气，黑色绕口，此肾绝也。

辨婴童死症要诀

眼上赤脉，下贯瞳人，囟门肿起，兼及作坑，鼻干黑燥，肚大青筋，目多直视，都不转睛，指甲黑色，忽作鸦鸣，虚舌出口，啮齿咬人，鱼口气急，啼不作声，蛔虫既出，必是死形，用药速急，十无一生。

〔参〕此晋太医令王叔和《小儿死证歌》，近时儿科诸书，均未载述。他如通真子《小儿死证歌》曰：囟陷唇干目直视，口中冷气卧如痴，身形强直手足软，掌冷头低尽莫医。总之为小儿医者，先将辨证纲要一一记诵而熟练之，临证时，庶可不为小儿之病所欺矣。

·穴 法·

说明推拿医术之意义

人之藉以为生，全赖阴阳二气。阴阳顺行，则消长自然；阴阳逆行，则往来失序，致百病生焉。而襁褓童稚，尤难调摄。其饥饱寒热，不能自知，全恃慈母为之鞠育。苟或饮食不节，寒热失常，致内伤脏腑，外感肤络，成为寒热昏沉之症。致延医服药，如非专门者，其表里寒热虚实之病，难以分辨，多致以熟套惊、风、痰、热之药，试为敷衍。及服药后，对症者尚可暂安；如若小儿病久元气亏败，虚弱已极，虽然身热作烧，乃属内蕴邪热，诊察未明，迫之药饵，或药不投症，则立变危险，目见耳闻，无辜之小儿，由此亡者多多矣。然有斯病，用斯药则病受之，无斯病用斯药，则元气受之。小儿元气几何，能无阳受阴损而变生不测也[①]。世之推拿医术，即上古轩辕氏黄帝咨令岐伯大臣，著有《按摩经十卷》（见《汉书》），又唐太医署有按摩博士、按摩师（见《唐书·百官志》），前古按摩医术，缘以有病艰于服药，或服药时罹危险，始以按摩法代之，每以医治成人及小儿，凡寒热虚实百病，均获特效。由古传今，得此秘诀，多属秘守不传，致传者尚留有余步，往往认症不真，致施术无灵，此中国医术之不发达，即在此处也。古之按摩医术，俗名推拿术，以此医术专门治疗小儿科一切寒热虚实诸病以及急慢惊风各症，既免服药之险，尤获速愈之效。只要脏腑未绝，即可挽救。缘以小儿口不能言，脉无可恃，皮肤柔嫩，各病之情状均现于面色及苗窍，其内部各脏腑之经络，尤现之于男左女右之手部、头面部，以及前腹、后背、下身等处。以上各部，均有分别列下。凡寒热虚实新久各病，施术起首，以头面部为先。缘头面部为诸阳之会，较比他部之神经最为灵敏。如治身烧昏迷、惊吓、神呆、急慢惊风、抽搐，均有特效。其各穴之效，属于开关窍、提精神、除昏迷、镇惊吓，尤能助

---

① 小儿元气几何，能无阳受阴损而变生不测也：《景岳全书·小儿则》为"小儿元气几何，能无阴受其损而变生不测耶"。

除脏腑之内热，去风、定搐；如罹外感，兼能发汗也。次及手之全部。然手之三阴、手之三阳各脉络均现之于手部，而五脏六腑之脉络，亦现于手之各部位。凡表里寒热虚实各病，均以手部为主，虚者补之，实者泻之，寒者温之，热者清之，按症施术，立起沉疴。再助以胸前及腹之上下左右，背部脏腑俞所配之各穴，补泻分明，堪称奇术。倘如紧急惊风各症，痰厥窍闭之际，察脏腑尚未绝者，即以急救法开其关、通其窍，施术挽救，顷刻关窍开而经络通，即免去彼一时之危险。再察其脏腑之虚实寒热，缓为调理，其病即愈矣。治疗自初生之胎婴，至十二岁以下之儿童，凡百病症，均可医治。盖推拿医术施术之法，犹如用药之君臣辅佐相同，有主穴，有配穴，察症而施术也。小儿之病，因不节乳食，或杂进无度，属于内伤者居多。察其素日之乳食，消化颇好，或偶有外感，或陡受惊吓，则肠胃之食物即停滞不化，助而为热，传于他脏而为病。凡内伤者属五脏六腑，外感者在皮毛经络（然内伤热极，亦能传于经络）。人之罹病，均因脏腑寒热不调，经络闭塞不通，凡此之推拿医术，专以补泻脏腑，疏通经络，如脏腑之寒热调和适中，经络之滞塞通畅无阻，则无病矣。医术虽精，尚得具有经验，果能引人入胜，普及治疗，由是中国固有之医术，从此得以阐扬，诚为我国儿童之幸福，亦为国萃得有一线曙光也。下课接录推拿医术之全身次第之穴法，愿学者精于进步学习，则不负公开守秘之初衷也。

　　推拿医术，其法最灵，果有不验，即辨证未确，或补泻未明。然诸阳均会之于头，五脏精华犹荣之于面，十指通于脏腑，联络周身之血脉。以男左女右手为主，症有寒热虚实，术有温凉补泻。按症施术，外呼内应。三关取热，六腑取凉。男子推上三关为热、为补，退下六腑为凉、为泻[①]；女子推下三关为凉、为泻，推上六腑为热。男顺女逆，症有生死缓急之象，法有推掐拿揉之功，补泻进退，须要熟审。先须断症确凿，无不随手而起沉疴，毋偏己见，毋作聪明，因症次第，分别而行，留心救世者，幸勿忽略。此为不传之秘诀也。

---

　　① 为泻：据《小儿推拿广意》补。

面部正面诸穴

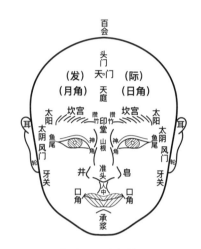

面部正面穴位图

百会　在头顶中心旋毛中。

囟门　在前脑发际上中间。

天庭　在发际下两眉上中间。

印堂　即眉心之中间。

山根　在鼻梁上，即两眼角相对处。

准头　即鼻之上尖。

人中　口唇以上中间，一名水沟。

承浆　口唇以下宛宛中。

天门　天庭以上中间发际间。

坎宫　在眉上一寸，直瞳子。

攒竹　在两眉头陷者中。

神角　目内眦，外一分，宛宛中。

鱼尾　在目外，去眦五分。

井灶①　在贴鼻翅之两傍。

口角　在夹口傍四分。

太阳　在两眉后陷中。

太阴　即太阳下，略为后斜。

风门　在耳微前，高骨陷中。

牙关　在耳下八分，曲颊端，近前陷中。

耳轮　在耳轮上下之峰肉。

头部背面穴图

率谷　在耳上发际一寸五分，陷者宛宛中。

后囟　在天鼓上，一寸五分。

天鼓　在枕骨上、后囟下，中间。

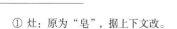

① 灶：原为"皂"，据上下文改。

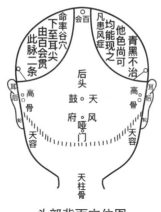

头部背面穴位图

风府　在项后入发际一寸，大筋宛宛中。

哑门　在项后中间，发际上五分。

天柱骨　在项后平肩，第一椎骨上陷者宛宛中。

耳高骨　在耳后高骨处。

天容　在耳下，曲颊后。

阳掌图略解

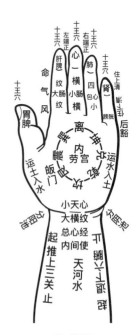

阳掌图

阳掌者，即掌之正面也。掌心为内劳宫，前离，后坎，左震，右兑，乾、艮、巽、坤居于四隅，此谓内八卦也。大指端属胃，略下属脾；食指端属肝，三节为大肠；中指端属心，三节为小肠；无名指端属肺，三节为包络；小指端属肾，三节为膀胱。各指二节纹为四横纹，三节根为小横纹。大指次指叉为虎口，食指三节为风、气、命三关，鱼际为版门。掌中心为内劳宫。坎之上为小天心、大横纹、总心经，统名大陵；以后为内间使、天河水。掌根上为阳池，下为阴池。二池旁为靠山。手小指外侧本节后握拳缝处为后溪，十指尖为十王穴，中指左右为两端正。以上各穴，多补《铜人》所未载也。

阴掌图略解

阴掌者，掌背也。掌背心为外劳宫，与阳掌八卦相同，为外八卦。大指次指叉后为合谷，合谷后为甘载。掌根尽处为一窝风，一窝风上为精灵，下为威灵，一窝风后为阳池，再后为外间使、为外关。手湾处为曲池，即尺泽之穴，手湾尖处为斗肘。大指外廉爪甲角韭叶许为少商，食指外端为商阳，中指端为中冲，无名指内端为关冲，小指内端为少冲。食指、中指骨界空处为二扇门，中指、无名指骨界空处亦为二扇门，四指后为二人上马，五指中节有横纹为五指节。种种穴名，亦多致补《铜人》所未载也。

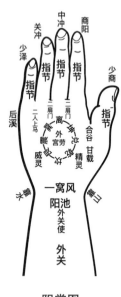

阴掌图

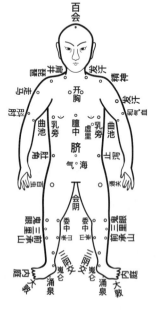

全体正面

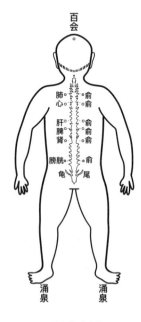

脊背穴图

·头面部穴法手法及主治说明·

掐揉百会穴法

〔穴位〕属督脉，原名，在前顶后一寸五分，顶中央旋毛中，直两耳尖，间可容豆。

〔手法〕以爪甲轻重掐之，继以补泻法揉之。

〔主治〕惊风，惊痫，角弓反张，惊悸不安，头风，头痛，目眩，鼻塞，汗出作呕，脱肛，痉直。

推囟门法

〔穴位〕属督脉，囟会穴，在前脑发际上中间，即前头囟。

〔手法〕自发际上推，五十至三十；再分斜囟门，三十至二十。

〔主治〕惊悸，惊风，抽搐，眼目翻上，头晕，目眩，衄血，鼻塞，面赤暴肿。

开天门法

〔穴位〕属督脉，神庭穴，在囟门以下、天庭以上，中间发际间。

〔手法〕自天庭起，医以大指直向上推，自三十至二十，名曰开天门。

〔主治〕惊风，烧热，目迷，神昏，退热，定神，目上视，风痫，惊悸，呕吐，头痛，寒热，目眩，喘咳。

推天庭法

〔穴位〕在发际下两眉上之中间，即额心，属于心经部位。

〔手法〕自眉心起，上推至攒竹，三十至二十。

〔主治〕急热惊风，心热烦燥，惊悸不安，烧热不退，夜啼少睡，弄舌心热，醒昏定神。

推印堂法

〔穴位〕古名为阙，今名为印堂，又名眉心，即两眉心之中间。

〔手法〕自此穴上推至天庭，其数自三十至二十，临末以爪甲掐之。如虚寒症及慢风，不掐为是。

〔主治〕惊风，惊痫，开窍提神，除昏迷，止抽搐，目斜眼翻，醒昏定痉。

掐山根法

〔穴位〕古名王宫，在印堂以下鼻梁间，横对两眼角中间。

〔手法〕此穴不推，专以手指甲掐之。

〔主治〕惊风搐颤，醒目定神，除昏定痉，提精神，退烦热，助开窍闭。

掐揉准头法

〔穴位〕属督脉，素髎穴，古名明堂，今名准头，即鼻之顶尖，属于脾经。

〔手法〕此穴不推，以爪甲掐之，继以揉之。

〔主治〕此穴专治重症，脾胃将绝之时用之。并治胎婴不乳，鼻中息肉不消，鼻窒，喘急，衄血。

掐人中法

〔穴位〕属督脉，水沟穴，在鼻下唇上中央之凹沟，近鼻孔陷中。

〔手法〕此穴专以大指爪甲掐之。

〔主治〕惊风，癫痫，唇动，口噤，撮口，面肿，黄疸，水肿。

掐承浆法

〔穴位〕属任脉经，原名，在下唇棱下陷中。

〔手法〕以大指爪甲掐之。

〔主治〕惊风抽搐，撮口，噤口等风，口眼㖞斜，暴哑不言[①]，面肿，消渴，口齿疳蚀生疮。

推坎宫法

〔穴位〕属足少阳胆经，阳白穴，在眉上一寸，直瞳子。

〔手法〕先以爪甲掐之，再以两大指向外分推，三十至二十。

〔主治〕除昏迷，提精神，瞳子痒痛，目上视，目眵，目痛。

分推攒竹法

〔穴位〕属足太阳膀胱经，原名，在两眉头陷者中。

〔手法〕以大指爪甲掐后，以两大指向外连坎宫分推之。

〔主治〕眼中赤痛，目眩泪出，瞳子痒，颊面痛，视物不明。

推掐神角法

〔穴位〕属足太阳膀胱经，睛明穴，在目内眦头外一分，宛宛中。

〔手法〕以大指甲掐后，由此穴过眼至外角，两大指分推之，二十至十。

〔主治〕目视不明，恶风泪出，目眩，目瞪少睡，内眦赤痛，眦痒，头痛恶寒，疳眼生膜。

推掐鱼尾法

〔穴位〕属足少阳胆经，瞳子髎穴，在目外去眦五分。

〔手法〕以大指甲掐后，再以两大指分推，由神角过眼，由此穴经过，二十至十。

〔主治〕头痛喉闭，目赤痛泪出，目痒，翳膜白，多眵[②]，内眦痒，目瞪少睡。

---

① 言：原为严，据上下文义改。
② 眵：原为"眥"，据《针灸大成》改。

洗井灶法

〔穴位〕属手阳明大肠经，迎香穴之内，贴鼻翅之两傍。

〔手法〕先以两大指爪甲掐之，再上下推之，为洗井灶①。如遇急热症、风喘等，重掐之；如发散痘疹，蘸温水两鼻孔傍擦之。四十至三十。

〔主治〕急风抽搐，喘促鼻扇，目迷昏睡，角弓反张，面痒浮肿，鼻塞，鼻衄，鼻疮。

掐口角法

〔穴位〕属足阳明胃经，地仓穴，在夹口傍四分。

〔手法〕以大指爪甲掐之，病左掐右，病右掐左。

〔主治〕噤口风，撮口风，口眼㖞斜，目不得闭，啼哭失音，神躁不安，似现风状，目瞳作痒。

运太阳法

〔穴位〕属手少阳三焦经，丝竹空穴，在眉后陷中。

〔手法〕以两大指轻重运之，向前为补，向后为泻，女反是，运以三十至二十。

〔主治〕急慢惊风，心热烦躁，感冒无汗，偏正头痛，风痫吐沫，目赤红肿，眼目翻上，头肿，昏迷。

运太阴法

〔穴位〕属足少阳胆经，上关穴（即客主人），在耳前骨之上有空，即太阳穴下略后斜，此穴最宜令其哭而张口，运之为宜。

〔手法〕以两大指自太阳向下傍推之、运之。

---

① 灶：原为"皂"，据上下文改。

〔主治〕惊风抽搐，口眼偏斜，恶风恶寒，口噤，咬牙，耳鸣耳聋，寒热痉症，自汗、盗汗并能止之。

分运风门法

〔穴位〕属足少阳胆经，听会穴，在耳微前高骨陷中。

〔手法〕以大指或食指运之，向前为补，向后为泻，三十至二十。

〔主治〕惊风瘛疭，口眼㖞斜，耳鸣耳聋，恶寒，齿痛。

拿揉牙关穴法

〔穴位〕属足阳明胃经，颊车穴，在耳下八分，曲颊端，近前陷中。

〔手法〕以手指在两边穴处对拿紧，则口即开，如牙关不紧，他病，以泄法揉之。

〔主治〕急慢惊风，口噤不开，牙关紧扣，病后失音，领颊肿，牙车痛，口眼㖞斜，颈强不能回顾。

提坠耳轮法

〔穴位〕在耳轮上峰之边及下边之垂肉。

〔手法〕以大、食二指上下提之。

〔主治〕惊吓烦热，心神不安，惊悸抽搐，夜啼，耳聋，开窍，醒昏。

·后头部穴法手法及主治说明·

推率谷穴法

〔穴位〕属足少阳胆经，原名，在耳上发际寸半，陷者宛宛中。

〔手法〕以两手大指推之，自上百会穴至此穴，筋现青黑不治。

〔主治〕惊风瘛疭，神迷昏倦，项强抽搐，头重作痛，痰盛胸闷，呕吐烦满，皮肤作肿。

直推风府穴法

〔穴位〕属督脉经，原名，在项后入发际一寸，大筋内宛宛中。

〔手法〕以大指由后囟起，自上推下，三十至二十。

〔主治〕急慢惊风，偏头风，恶寒，头痛，咽喉肿痛，项急，鼻衄，体倦，黄疸。

直推哑门穴法

〔穴位〕属督脉，原名，在项后中间，发际上五分。

〔手法〕以中、食两指，由风府至哑门向下推之，三十至二十。

〔主治〕诸阳热盛，舌急不语，重舌，木舌，项强，瘛疭，头重，衄血。

推揉天柱骨法

〔穴位〕属督脉经，大椎穴，在项后平肩第一椎骨上，陷者宛宛中。

〔手法〕以大指或中、食两指，自风府向下推之，四十至二十，再以泄法揉之，同数。

〔主治〕惊风天吊，角弓反张，颈项强急，神迷昏睡，痰涎壅盛，喘促气急，肺胀胸闷，吐泻温热。

鸣天鼓法

〔穴位〕属督脉经，脑户穴，在枕骨上、后囟下中间。

〔手法〕以手掌堵塞其两耳，再以中、食二指向此穴互为击之，儿他声无闻，只闻手击脑户之振动，声似鼓鸣。

〔主治〕惊风抽搐，惊吓不安，心热烦躁，少睡多啼，烧热不退，昏迷多睡，寒热虚实均可用之。

推后囟穴法

〔穴位〕属督脉经，强间穴，在天鼓上一寸五分。

〔手法〕以手向下，连天鼓推之，三十至二十。

〔主治〕项强，目眩，头痛，心烦，口吐涎沫。

运耳高骨法

〔穴位〕属手少阳三焦经脉，瘛脉穴，在耳后高骨处陷中。

〔手法〕以两手食指分补泻法运之，三十至二十。

〔主治〕惊风瘛疭，惊恐不安，风寒头痛，目呆肢懒，昏睡多迷，呕吐泻痢。

推天容法

〔穴位〕属手太阳小肠经，在耳下曲颊后，穴原名。

〔手法〕在耳下，以两手食指向下顺骨边推之，三十至二十。

〔主治〕紧牙关，喉痛，风寒发热，惊搐，口吐涎沫，耳聋，耳鸣，呕吐，胸闷，颈项反顾作痛。

·手臂部穴法手法及主治说明·

分阴阳法

〔穴位〕在小天心之两旁，即阳池、阴池之处，手部。

〔手法〕以两食指轻按于靠山、靠水二穴，再以两手大指分向外推之。如实热症，阴池宜重；虚寒症，阳池宜重。二百至一百。

〔主治〕急慢惊风，乳食滞积，烧热不退，惊吓不安，外感内伤，凡一切表里寒热虚实各症均宜之。

运八卦法

〔穴位〕八卦在手掌之掌中心以外圆圈，自乾起，计八字：乾、坎、艮、震、巽、离、坤、兑。

〔手法〕治男，以食指按于靠山穴；治女，以食指按于靠水穴。以大指推运，自乾起运至兑为一周。如热症，运坎宫宜重；寒症，运离宫宜重。如惊风痰热，属于肝肺症者，均以兑、乾二宫重运之。

掐揉内劳宫法

〔穴位〕属手厥阴心包络经，劳宫穴，在手掌中心，取穴应屈中指及无名指两者为当。

〔手法〕屈儿中指及无名指，再以医之大指，照此穴掐之，继以揉之。

〔主治〕心热烦躁，睡卧不安，急热风搐，感冒作烧，恶寒无汗，气逆呕哕，口臭，口疮，黄疸，溺血，便血，龈烂。

推指上三关法

〔穴位〕在食指之侧，即风、气、命三关，指尖为肝胆，指根为大肠。

〔手法〕医以大指之侧，自儿食指起，侧面推之到虎口，三百至一百。

〔主治〕平肝胆之火，治赤白之痢，除大肠之热，和血通关，并能止寒热泄泻。

补泻脾胃经穴法

〔穴位〕属于手太阴肺经脉络，在手大指之侧面，靠指端为胃，靠骨节处为脾。

〔手法〕清胃：直儿大指，医以大指之侧向上推之，三百至一百，再补脾五十至二十，以和之。

补脾：曲儿大指，医以大指之侧向上推之，五百至一百。此穴先以清胃，五十至二十，以调和之为宜。

〔主治〕清胃法：急热惊风，伤乳伤食，身烧腹胀，吐哕嗳气，胃肠停滞，少食多睡，烧热不退，昏迷喘促，一切实热各症均宜之。

补脾法：慢惊，慢脾，乳食懒进，脾胃虚寒，腹胀成积，积滞烧热，疳积痞症，寒积腹痛，飧泄水泻，元气虚弱，自汗盗汗，肢瘦无力，言迟行迟，先天不足，后天失调，肚大青筋。

总之，补脾胃，补一身之根本，能扶元气，壮筋骨，助消化，补脏腑之不足，除邪气之有余。凡一切虚寒不足之症均宜之。

推掐清补心经穴法

〔穴位〕属手厥阴心包络经，在手中指之端为心经，中指根为小肠。

〔手法〕医以左手持儿之手，将儿中指伸开，医右手大指侧推儿之中指，向上推为清，向下推为补，三百至一百。

〔主治〕急热惊风，惊吓不安，身烧如火，感冒无汗，五心潮热，心热烦躁，重舌木舌，口疮热症，热结上膈，胸闷烦满，面赤腹痛，小便短赤，以上各种热症均宜清之。

慢惊慢脾，心虚胆怯，久病气亏，睡卧露睛，其他各病。凡属心虚不足之症均宜补之。

推运清补肺经穴法

〔穴位〕肺经之穴，即手部之无名指尖。

〔手法〕医以左手持儿之手，将肺指伸开，医再以右手之大指侧面推之，向上为清，向下为补，三百至一百。

〔主治〕急惊风喘，肺热痰结，感冒烧热，喘促作烧，胸闷喘咳，痰滞不化，风痰抽搐，久咳失音，鼻干鼻燥，气闷不舒。凡一切肺热、胸闷、喘促、痰咳关于肺经实热各症，均宜清之；凡肺经虚寒各症，犹宜补之。

推掐肾经穴法

〔穴位〕肾经之穴，即在手部小指之端，小指根属于膀胱。

〔手法〕医以左手持儿之手部小指，向上推至膀胱为清肾利水。如肾虚各症，即以肾部之穴往下推之，为补肾水。

〔主治〕肾经滞热，小水不利，短涩淋浊，尿如米泔，小便短赤，四季腹泻，膀胱蕴热，小便刺痛，小腹作胀，肾囊肿赤，小肠疝气，此穴最能利水止泻，以上各症均宜清之。

先天不足，久病面黑而暗，肾亏骨软，一切属于肾经虚弱各症，犹宜补之。

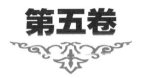

第五卷

运五经穴法

〔穴位〕此穴在儿五指之端，即心、肝、脾、肺、肾之地位。

〔手法〕运法起首，先将儿之大指脾位，医以指甲轻掐一下，再推运肝、心、肺、肾之四指，顺运为补，逆运为泻，三百至一百。

〔主治〕泻法：清脏腑一切滞热，除烦闷，定惊吓，开胸膈，化痰涎，各症属于实热者，均宜泻之。

补法：能补脏腑一切不足之症，久病气虚，邪热不退，慢风，慢脾，各症属于虚寒者，均宜补之。

掐左右端正穴法

〔穴位〕此穴在手中指端两傍二穴，又中节两傍有二穴，共四穴，如靠大指者为左穴，靠小指者为右穴。

〔手法〕医以大指爪甲掐之，或左或右，先掐指端之穴，次掐中节之穴。

〔主治〕左端正穴，主治一切腹泻，水泻，飧泄，痢泻，溏泻各症。右端正穴，主治一切吐哕，嗳酸，吐乳，呕食，倒饱各症。

掐揉后溪穴法

〔穴位〕属手太阳小肠经，在手小指外侧，本节后纹处陷中。

〔手法〕此穴应将儿手握拳取之，医以大指爪甲照穴重掐，继以揉之。

〔主治〕疟疾，癫痫，寒热往来，目赤生翳，头项强直，耳聋，鼻衄，胸满，臂肘挛急。

推运水入土穴法

〔穴位〕此穴在儿之手小指端靠手掌边，弯斜至脾土。此穴下自肾水起首，其弯斜通于脾土，故名之。

〔手法〕医以大指之侧，自儿小指端起，向掌边斜转，推至脾土，三百至一百。

〔主治〕清肾水之邪热，补脾土之不足，利小便，化食，消滞。

推运土入水穴法

〔穴位〕此穴在儿之大指端，顺大指向上靠掌边，斜转到小指之端。

〔手法〕医以大指之侧面，自儿大指端起，向掌边斜转至小指之端。

〔主治〕清脾胃之湿热，补肾水之不足。

拿运版门法

〔穴位〕此穴属手太阴肺经，鱼际穴，在手大指本节后内侧，掌骨肥肉处陷中。

〔手法〕医以食指拿于指背之合谷穴，再以大指拿本穴，先以大、食二指重拿之，次则运之，重病拿时，至百数时间；轻者两指一拿即妥，继以两指对揉之。

〔主治〕急慢惊风，抽搐弓张，行气通窍，除气逆吐哕，消食积，除腹胀，虚实寒热，感冒无汗，醒昏定痉，迷睡无神，水肿气臌，滞气滞寒，腹痛作泻，喉燥，溺出。

掐推四横纹穴法

〔穴位〕此穴在心、肝、肺、肾四指中间横开之四道纹处。

〔手法〕医以大指爪甲掐儿之四横纹处，每一指掐一下，次则推运之。

〔主治〕喘促气闷，胸膈胀满，痰咳气粗，气吼腹痛。

掐推小横纹穴法

〔穴位〕此穴在心、肝、肺、肾四指根第一道纹横开之四道纹处。

〔手法〕手法以 [①] 四横纹之手法同。

〔主治〕除肺与大肠之热滞，通利大便。中指根一穴，尤能化痰止咳、通利肺气及气逆不舒等症。

揉小天心穴法

〔穴位〕此穴在儿手掌坎宫以上、大横纹以下之中间。

〔手法〕医以大指推揉此穴，目上视、向下推，目下视、向上推，二百至一百。

〔主治〕急慢惊风，眼上视下翻，目定无神，揉之并能清膀胱之热，通利小便。

掐十王穴法

〔穴位〕此穴在儿之男左女右手指尖之端，靠指甲近处。

〔手法〕医以大指爪甲自儿中指起逐一掐之，一次至二次。

〔主治〕急热惊风，抽搐天吊，心热烦燥，惊吓不安，身烧潮热，迷睡无神，少睡多啼，精神恍惚。

掐揉大横纹穴法

〔穴位〕此穴属手厥阴心包络经，大陵穴，心脉注于大陵，在掌后骨下横纹处两筋间陷中。

---

① 以：疑为"与"，保留原文，未作改动。

〔手法〕医以大指爪甲掐之，继以揉之。

〔主治〕五心潮热，心烦不安，惊恐啼叫，热病无汗，目赤目黄，溺赤短涩，喉肿，口干，感冒头痛，气促，心热，疥癣。

掐推内间使穴法

〔穴位〕此穴属手厥阴心包络经，间使穴，心脉行于间使，在掌后三寸两筋间陷中。

〔手法〕医以大指爪甲掐之，继以大指侧面推运之，一百至五十。

〔主治〕伤寒结胸，心惊不安，癫狂，恶风寒，呕沫涎，舌暗，时疫吐泻，霍乱干呕，感邪作烧，手心热，腋肿，心烦少睡。

推上三关穴法

〔穴位〕此穴在手掌以上靠阳池之边直上，在手肘以下，自手掌向上长约八寸许之地位。

〔手法〕医以左手持儿之手，令其掌向上，医以右手大指侧面自阳池以上起向上推之，三百至一百。

〔主治〕此穴专能补虚逐邪，和血，顺气，培养一身之根本，并能发汗。

退下六腑穴法

〔穴位〕此穴在手掌以上靠阴池之边直上，与三关并行左右。

〔手法〕医以左手持儿之手，令其掌向上，医以右手大指侧面自上边退至阴池，三百至一百。

〔主治〕心热烦燥，脏腑郁热滞积，肺气不降，大便干燥。凡一切里症属于热者，均宜之。

以上三关六腑二穴，男女推法，均有分别。如男为左手，则推上三关为热，退下六腑为凉；如女为右手，则推六腑为热，退下三关为凉；男顺女逆，须应分别。再者，如男孩属热症，推法以六腑为主穴，先推三关，三十至二十，以和之；如寒症，则以三关为主穴，临末再推六腑，三十至二十，以和之。女则反是。

清天河水穴法

〔穴位〕此穴在手掌以上、肘腕以下，靠内间使之上，向上直线中间为穴。

〔手法〕医以大指之侧自内间使穴起向上直线推之，四百至一百。

〔主治〕急热惊风，惊啼烦躁，睡卧不安，疳积烧热，四肢潮热，身烧腹胀，口渴饮冷，脾胃积热。凡一切属于实热各症，均以此穴清之。

推运曲池穴法

〔穴位〕此穴属手厥阴心包络经，曲泽穴，在肘内廉陷中。

〔手法〕医以大指照此穴上下推之，继以运之，一百至五十。

〔主治〕心热积惊，口干烦渴，身烧潮热，逆气嗳气，呕吐呕涎，感寒作烧，风疹瘖疹。

运外八卦穴法

〔穴位〕此穴在手背部之中间圆圈，与内八卦相对，计乾、坎、艮、震、巽、离、坤、兑八字。

〔手法〕医以大指自乾宫起顺序运之，二百至五十。

〔主治〕此穴能除脏腑之郁热，大肠之闭结，并能开通周身之气与血。

揉外劳宫穴法

〔穴位〕此穴在手背部外八卦之内中间，对掌心内劳宫穴即是。

〔手法〕医以大指爪甲掐一下，继以揉之。

〔主治〕脏腑积寒积热，平肝和血，肚腹膨胀，青筋暴露，遍身潮热，五谷不消，粪白不变。

掐拿合谷穴法

〔穴位〕此穴属手阳明大肠经，原名，在手大指次指歧骨间陷中。

〔手法〕医以大指掐之，继以手重拿之。

〔主治〕外感表症，发热恶寒，头痛项强，身烧无汗，寒症疟疾，鼻衄，耳聋，喉痛，面肿，口噤不开，积食不化，口疮，鹅口。

掐甘载穴法

此穴在手背合谷穴略上、陷中，掐之能除邪祟之闭症。

掐少商穴法

〔穴位〕此穴属手太阴肺经，原名，在手大指内侧，去爪甲韭叶许。

〔手法〕医以大指掐之，重则三棱针刺之、微出血，以泄诸脏之热。

〔主治〕喉肿，喉痛，喉鸣痰喘，心烦不安，口干饮引，掌热心烦，口疮，乳鹅，热疟，吐哕胸闷。

掐商阳穴法

〔穴位〕此穴属手阳明大肠经，原名，在手大指次指内侧，去爪甲如韭叶。

〔手法〕医以大指爪甲重掐之。

〔主治〕寒热疟疾，身烧无汗，耳聋，面肿，口干，齿痛，恶寒，气闷喘咳。

掐中冲穴法

〔穴位〕此穴属手厥阴心包络经，原名，在手中指端，去爪甲如韭叶、陷中。

〔手法〕医以大指爪甲重掐之。

〔主治〕身热烦闷，汗闭不出，五心潮热，口疮，木舌，重舌。

掐关冲穴法

〔穴位〕此穴属手少阳三焦经，原名，在手小指次指外侧，去爪甲如韭叶许。

〔手法〕医以大指爪甲重掐之。

〔主治〕时疫霍乱，头痛口干，喉痛，气噎，目生翳膜，食少神呆。

掐少泽穴法

〔穴位〕此穴属手太阳小肠经，在手小指端外侧，去爪甲一分、陷中。

〔手法〕医以大指爪甲重掐之。

〔主治〕疟疾寒热，身烧无汗，瘰疬，痰嗽，头痛，喉痹，重舌，木舌，口疮，颈强天吊。

掐五指节穴法

此穴在手背五指中间骨节，掐之去风搐，化痰涎，醒昏定痉，通关开窍。

掐两扇门穴法

二扇门穴在手背中指上两傍，离中指半寸许骨缝中。如欲发汗，掐心经，掐内劳宫，推三关；汗犹不出，则重拿太阳穴，再掐此穴，至儿头部及前后身微汗出为止。

掐二人上马穴法

此穴在手背部小指上里侧，对手心兑宫处。是穴掐之，能清神顺气，补肾水，醒沉疴，又治小便赤涩。

掐精灵穴法

此穴在手背食指上二寸，外傍骨空夹界处。掐之，治痰喘气吼，干呕，痞积。

掐威灵穴法

威灵在手背小指上二寸，内傍骨空夹界处。遇儿急风暴死，掐此穴，儿哭叫可治，无声难治。

刮手背法

医以大、食二指从儿手背刮至中指稍，能使儿腹泻。

掐总心经穴法

总心经穴即大横纹以上二寸中间。黄筋乃五筋正中一筋，属土，总五行以应脾与胃。掐之，治肠鸣，腹痛，霍乱吐泻。

掐靠山靠水穴法

靠山在手背大指下掌根尽处，掐之，治疟疾痰壅，咳嗽喘促。如将靠水穴一齐重拿，能治一切痰闭等症。

掐一窝风穴法

一窝风在手背根尽处腕中，掐之，治寒热虫积，一切肚痛，急慢风症。又掐此穴，兼掐中指尖，能使小儿呕吐。

掐十王精威穴法

十王在五指之端，各重掐一下，治惊风闭症；若仍不醒，再拿精灵、威灵二穴；如仍不啼叫，为肺绝，不治。

掐阳池穴法

阳池在肱背面，在一窝风以上一寸是。掐之，治风痰，感冒头痛，大便闭塞，小便赤黄。至取小儿寸法，即以小儿之中指第二节，以两头横纹中间之距离为一寸也。

掐外关外间使穴法

外关在肱背，对肱面内关穴处；外间使在肱背，对肱面内间使穴处。掐之，治霍乱时疫，腹痛转筋，吐泻，哕泄。

涂蔚生曰：外关在肱背面，离腕后四寸；内、外间使各离内、外关一寸，与手腕掌后相离三寸。

揉掐斗肘曲池穴法

此二穴，先掐斗肘上筋，次掐揉曲池下筋，曲池即肱弯处，掐之，治急慢惊风，喘促鼻扇，一切险症，兼能开通关窍，顺气，和血，一切闭症。

拿肩井琵琶穴法

肩井属足少阳胆经，在肩上陷中，缺盆上、大骨前一寸半，以三指按取，在当中指下陷中。重拿之，能发汗提神，醒昏定痉，一切风症，气塞，气逆，兼治成人头项痛，臂痛，两手不得向头，妇人难产及堕胎后手足厥逆等症。

拿走马穴法

走马在琵琶以下、肘腕以上之中间，俗名鼠窝，以手拿之，能发汗，醒昏，提神，开窍。

·胸腹部各穴手法·

分揉开胸穴法

开胸在胸前乳上内斜，缺盆骨以下两傍第一道胁骨下陷中。医以两大指按穴向两傍分推之，继以中、食两指八字分揉以泄之（向右为补，向左为泄，女反是）。主治急慢惊风，胸闷，痰滞，喘促，吐哕。凡病在上焦一切寒热虚实各症，分补泄二法，并皆宜之。

掐揉乳旁穴法

乳旁在两乳之两旁，靠乳外一寸陷中。医以指甲掐之，再以或补或泄法揉之。主治胸闷，吐哕，并胃热，胃寒，一切呕吐，均能止之。

推揉膻中穴法

膻中属任脉经，原名，在两乳中间陷中。推法，先以大指向两边分之，二十至十，再以中、食二指由上向下推之十下，再以中、食二指按正穴揉之，虚则多补，实则多泄，二百至五十。主治喉鸣，痰喘，咳嗽，肺痈口臭，膈胀，噫气，呕吐。

按虚里穴法

虚里在左乳下三寸，为脉之宗气也，视之不见，按之潮动，如应不应者吉。此穴如跳动甚者，不可攻伐，以虚弱不坚或先天不足之故也。

分推腹阴阳法

腹之阴阳在左右胁骨下，贴胁骨两傍之软肉处。医以两手自中间向两傍分推之，二百至五十。主治腹胀身烧，停乳滞食，膈胀胸闷，消化不良，停滞渴饮，食烧潮热。

推揉中脘穴法

中脘属任脉经，此穴在心下蔽骨与脐之中央，以补泄之法推而揉之，一百至五十。主治伤寒发热，温疟，霍乱，气喘，气噎，气痛，痞积，腹痛，腹胀，食不消化等症。

揉腹脐穴法

腹脐在腹之中央，属于任脉经，神阙穴，医以补泄法揉之，四百至一百。如泄法主治痢泻，便燥，乳食停滞，腹胀作痛，食积，疳积，肠鸣，腹痛，消化不良。如补法主治飧泄，水泻，疳泻，暑泻，伤食泄泻，虚寒腹痛。凡应补之病，先以泄法，五十至二十；应泄者，亦宜少为补之为要也。

拿肚角穴法

肚角在腹脐之两傍，医以两手拿之，主治寒热腹痛，一切腹泻，痢泻等症。

抵放气海穴法

气海属任脉经，在脐下一寸半宛宛中，为人体生气之海。如遇眼翻气筑时，痰症闭塞，壅阻喉内，不得吐亦不得回之时，医照此穴以手指曲节抵之，一抵即放，其痰活而下。此法屡验，清儿科名医夏禹铸之经验法也。

·腿足部各穴手法·

拿百虫穴法

百虫在胯骨以下、膝骨以上中央，儿之两腿，医以两手拿之，主治通关开窍，活血络，醒神迷。

拿鬼眼穴法

鬼眼在腿部膝盖两边、后开一寸半陷中，医以大、食二指拿而揉之，一百至五十，主治一切惊风，抽搐各症。

推掐足三里穴法

足三里在膝下三寸、骨外廉大筋内宛宛中，以两手掐而推之，一百至五十，主治心腹胀满，胃中滞寒，腹逆气痛，肠鸣腹痛，喘促，惊风，口噤作搐。

推委中穴法

委中属足太阳膀胱经，在足膝后屈处中央约纹陷中，医以大指推之，一百至五十，此穴如同曲池全行推之，主治惊风麻痹，善能和血通络及一切闭症。

拿揉后承山穴法

后承山在腿肚之中间，医以手拿揉之，一百至五十，主治惊风抽搐，气急痰吼，喘促作声，重拿兼能发汗。

掐揉前承山穴法

前承山在腿前边，与后承山相对，医以爪甲掐而揉之，一百至五十，主治惊风现于急速者，宜先拿精、威二穴，然后再拿此穴为宜。

推运三阴交穴法

三阴交属足太阴脾经，在足内踝上三寸，以手推运之，二百至一百，主治急慢惊风，通血脉，活经络。如急热惊风，自上往下推运；如虚寒慢惊，自下往上推运，以此补泄之法为宜也。

掐内庭穴法

内庭属足阳明胃经，在足大指、次指外间陷中，以指掐之，主治惊风抽搐，四肢厥逆等症。

掐大敦穴法

大敦属足厥阴肝经，在足大指爪甲根后四分，医以大指掐之，主治惊风昏迷，身体强直等症。

拿昆仑穴法

昆仑属足太阳膀胱经，在足外踝后五分、跟骨上陷中，医以手重拿之，主治惊风痰痫，身强抽搐等症。

推运涌泉穴法

涌泉属足少阴肾经，此穴在两足心陷中，医以大指转而运之，男如右足，左转生凉，右转生热，左足则反之；女则左足，左转生凉，右转生热，主治急慢惊风，寒热虚实重症。

·十大手法及主治说明·

苍龙摆尾法

医用左手拿儿肘斗，右手拿儿小指摇动，如摆尾之状，能开儿闭结。小指属肾水，色黑，故名苍龙摆尾。

赤凤摇头法

医用左手拿儿肘斗，右手拿儿中指摆摇，能和血补心。中指属心，心色赤，故名赤凤摇头。

按弦搓摩法

医用大、食二指搓儿内、外劳宫之处，各数下，再拿儿手掌轻轻慢慢而摇，十下，顺气化痰，除胸闷，止痰咳。

水底捞明月法

先掐总筋，清天河水，医人以四指皆屈，随以中指指背第二节、第三节骨凸起，浇新汲凉水于儿掌心，往右运劳宫，医人以口气吹之，随吹随推，大凉，治一切热症最效。

飞经走气法

医一手托儿肘斗运转，一手捉儿手摇动，男左女右，治小儿食积痞块。

双凤展翅法

此法先以两手掐儿精灵、威灵二穴，前后摆摇之，治黄肿，又治暴死，并能降除喉内痰响。

打马过天河法

起首，右运内劳宫，二十四下毕，医屈指向上弹总心经、内间使、天河数穴，七次，治寒热往来，疟疾等症。

黄蜂入洞法

起首，掐总心经、内劳宫，次以左右两大指从总心经穴正中处起，一撮一上，至内间使，又在离穴重掐，此法大热，发汗用之，治一切虚寒各症。

猿猴摘果法

医以大、食二指摄扯儿之螺蛳骨上皮，即五指根骨环处，能消食，消积。

二龙戏珠法

此法，医以两手摄儿两耳垂，揉之治惊风。儿眼向左斜，则揉右重，右斜则揉左重，上斜则揉下重，下斜则揉上重。如初风眼不斜，皆轻重如一。

·脊背部穴位手法及主治说明·

揉肺俞穴法

〔穴位〕肺俞属足太阳膀胱经，在背部脊骨第三椎下、两旁横开二寸，对乳取之。

〔手法〕医以大、食二指按穴分补泄揉之，三百至一百。推背部，大指向前为泻，向后为补，女反是。

〔主治〕泻法：肺热，肺实，痰滞不化，咳嗽痰喘，肺痈，肺风，呼吸气短，喘促胸闷，郁火结胸，感冒喘咳，弓身龟背，如久咳肺虚各症，尤宜先补后泻，其数平均为宜。

揉心俞穴法

〔穴位〕心俞属足太阳膀胱经，在背部脊骨第五椎下、两旁横开二寸。

〔手法〕以大、食二指两旁分揉之，二百至一百。

〔主治〕泻法：心热烦燥，惊吓不安，夜啼少睡，烦闷口渴，惊痫作烧，呕吐，鼻衄。如瘦弱久病之儿，心虚胆怯者，以补为宜。

揉膈俞穴法

〔穴位〕膈俞属足太阳膀胱经，俗名七节骨，在背部脊骨第七椎下、两旁横开二寸。

〔手法〕以大、食二指虚补实泻分揉之，二百至一百。

〔主治〕潮热骨蒸，热病无汗，自汗，盗汗，反胃呕吐，肿胀，胁腹胀痛。

揉肝俞穴法

〔穴位〕肝俞属足太阳膀胱经，在背部脊骨第九椎下、两旁横开二寸。

〔手法〕以大、食二指分揉以泻之，二百至一百。

〔主治〕急慢惊风，抽搐筋急，肝热目眵，神呆目倦，合目昏迷，肝旺多怒，天吊风症，眼目上视，筋短，身强，头仰后等症。

揉脾胃俞穴法

〔穴位〕脾俞、胃俞在脊骨第十一、十二两椎下、外开二寸。

〔手法〕以大、食二指虚补实泄分揉之，三百至一百。

〔主治〕脾虚胃弱，消化不良，呕吐泄泻，停食腹胀，积聚痞块，痰疟，水肿，黄疸。

揉肾俞穴法

〔穴位〕肾俞属足太阳膀胱经，在脊骨第十四椎下、横开二寸。

〔手法〕以大、食二指以补法分揉之，二百至一百。

〔主治〕肾气虚弱，多食羸瘦，食不消化，洞泻，溺血，积冷成疳，寒热往来，骨软齿迟。

揉膀胱俞穴法

〔穴位〕膀胱俞属足太阳膀胱经，在脊骨第十九椎下、横开二寸。

〔手法〕医以大、食二指以泻法分揉之，二百至一百。

〔主治〕膀胱蕴热，小便短赤，遗溺，大便难，泻利腹痛。

直推通天俞穴法

〔穴位〕通天俞属督脉经，在背部脊骨中缝，自第一椎起向下至二十一椎止。

〔手法〕医以大指或中、食二指自第一椎起直下推至二十一椎，二百至一百。

〔主治〕急慢惊风，抽搐天吊，身仰痉直。此穴重推，善能通经络，和血脉，止吐哕、泄泻。

倒推反天穴法

〔穴位〕反天穴与通天穴同。

〔手法〕医以大指或中、食二指自二十一椎起向上推之，二百至一百。

〔主治〕此穴能令小儿吐哕。

补泻龟尾穴法

〔穴位〕属督脉经，长强穴，在二十一椎以下、脊骶骨端。

〔手法〕医以大指以虚补实泄之法揉之。

〔主治〕大便干燥，水泻，飧泄，痢泻，伤食泻，疳泻，肠风下血，兼治囟陷，惊痫，瘕疢等症。

·施　术·

手部施术次第（应察表里寒热虚实）

（一）分阴阳；

（二）运八卦；

（三）虎口三关；

（四）清补脾胃；

（五）运五经；

（六）清心；

（七）清小肠；

（八）清肺；

（九）清补肾；

（十）利膀胱；

（十一）运水入土；

（十二）捞明月；

（十三）上三关；

（十四）下六腑；

（十五）天河水；

（十六）曲池；

（十七）斗肘；

（十八）外八卦；

（十九）一窝风；

（二十）二人上马；

（二十一）合谷；

（二十二）五指节；

（二十三）左右端正；

（二十四）中指根；

（二十五）四横纹；

（二十六）靠水；

（二十七）版门；

（二十八）摇五指。

头面部施术次第（应察表里寒热虚实）

（一）开天门；

（二）推囟门；

（三）分推攒竹坎宫；

（四）神角龟尾①；

（五）掐五门（天庭、眉心、山根、人中、承浆，如新病、惊、风、痰、迷，各掐一下）；

（六）运太阳太阴；

（七）运风门；

（八）坠耳轮；

（九）运耳骨；

（十）推后囟；

（十一）鸣天鼓；

（十二）风哑二门；

（十三）泻天柱骨。

胸腹部施术次第（应察表里寒热虚实）

（一）开胸；

（二）膻中；

（三）乳旁；

（四）腹阴阳；

---

① 龟尾：原为"鱼尾"，据上下文改。

（五）中脘；

（六）肚角；

（七）腹脐。

脊背部施术次第（应察表里寒热虚实）

（一）肺俞；

（二）脾胃俞；

（三）肝俞；

（四）肾俞；

（五）膀胱俞；

（六）通天俞；

（七）龟尾。

腿足部施术次第（如非惊风重症，不须用此）

（一）百虫；

（二）鬼眼；

（三）委中；

（四）三里；

（五）前后承山；

（六）三阴交；

（七）大敦；

（八）内庭；

（九）昆仑；

（十）涌泉。

总括施术主治概略（一）

太阳二穴属阳明，起首拿之定醒神。耳背穴原从肾管，惊风痰吐一齐行。肩井心经能发汗，脱肛痔漏总能遵。及至奶旁尤属胃，去风止吐力非轻。曲池合谷能定搐，有风有积也相应。肚痛窝风泄脐络，泄泻肚角任拿停。手足走马百虫穴，调和抽搐止诸惊。肩上琵琶肝脏络，本宫壮热更神清。合谷穴原连虎口，开关开窍解昏沉。鱼肚脚筋抽骨处，醒神上泻肝胆经。莫道膀胱无大助，小水闭赤要他清。三阴交穴须切记，疏通血脉自均匀。记得急惊从上起，慢惊从下上而行。此是神仙真妙诀，须得配合道知音。天吊眼唇都向上，琵琶穴上配三阴。先是百虫穴走马，通关之后隆痰行。生死入门何处断，指头中间掐知音。此是小儿真妙诀，必须认症要分明。

总括施术主治概略（二）

感冒无汗身烧热，要在三关用手诀，只掐心经与内劳，大汗三次何须愁，不然重掐二扇门，大如淋雨无休歇。若治腹痛并水泻，重掐大肠经一节，推侧虎口加工夫，再推阴阳分寒热。若问男女咳嗽多，要知肺经多推说。离宫推起乾宫止，他宫只许轻轻捏，多运八卦开胸膈，推四横纹和气血。五脏六腑气来闭，运动五经开其塞。饮食不进人作吓，动推脾土即吃得，饮食若减人瘦弱，该补脾土何须说。若还小便兼赤白，小横纹与肾水节，往上而推为之凉，往下而推为之热。小儿如著风水吓，推动五经手指节，先运八卦后揉之，自然平息风关脉。大便塞闭久不通，皆因六腑受多热，小横纹上用手工，揉掐肾水下一节。口吐热气心经热，只要天河水清切①，总下掐到往上推，万病之中都用得。若还遍身不退热，外劳宫揉掐多些，不问大热与大潮，只须水里捞明月。天河虎口斗肘穴，重揉顺气又生血。黄蜂入洞阴寒症，冷痰冷咳都治得。太阳穴上止头痛，一窝风治腹痛疾。威灵穴救卒暴死，精灵穴治咳嗽逆。男女眼若翻上去，重揉大小天心穴。二人上马补肾水，管教苏醒在顷刻。运动八卦分阴阳，离坎二宫有分别。肾水原来属肾位，推上为补下为泄，小便闭塞清之妙，肾经虚便补为捷。六腑专治脏腑热，遍身寒热大便结，人事昏沉总可推，去病浑如汤沃雪。总筋天河水除热，口中热气并弄舌，心经积热眼赤红，推之即好真口诀。四横纹和上下气，吼气肚痛皆可止。五经能通脏腑热，八卦开胸化痰逆。膈胸痞满最为先，不是知音莫与诀。阴阳能除寒与热，二便不通并水泄。版门

---

① 切：疑为"彻"，保留原文，未作改动。

专治气促攻，小肠诸气快如风。男左三关推发汗，退下六腑冷如铁。女右六腑推上凉，退下三关谓之热。仙师留下救儿童，后学之人勿轻泄。

施术前宜诊察额脉

额脉三指热感寒，俱冷吐泻脏不安，食指若热胸中满，无名热者乳消难，上热下冷食中指，火惊名中指详参。

额前眉上发际以下，医以无名指、中指、食指三指按之，俱热者外感寒邪，鼻塞气粗也。小儿初生至半岁，俱看额脉；周岁以上看虎口三关；男五、女六岁方以一指分取寸关尺脉。

指纹辨色歌：紫色红伤寒，青风白色疳，黑纹因中恶，黄色困脾端。

施术前看初生病法

凡看初生小儿之病，以手捻其头，摸其颐额，不作声者为无病；纵有病，以手指探其口，虽发声而从容哑指者，其病轻；若即发声不哑指，面色或青红兼紫者，此落地受风寒之甚也，其病重。若牙关紧闭，不能纳乳，牙根硬劲，其病极重，此惊邪入于膀胱胃经也，须急治之。且初生小儿，若见肥胖，而面目觉好看，此根本不坚，甚非佳兆，必易感邪。凡父母肥者，不可生肥儿，父母瘦者，亦不可生肥儿，生儿肥胖，其气必虚，一切姜葱汤不可多服，如面转微黄，则吉兆。生儿怯弱，其血必虚，一切寒凉之剂不可妄投。若七日之内，肌肉顿肥，则必病矣；过此以往，渐肥者，又为吉兆。

施术前面上察色歌诀

心属火兮居额上，肝主左颊肺右向，肾水原在下颏位，脾唇上下准头相。肝青心赤肺病白，肾黑脾黄不须惑，参之元气实与虚，补泻分明称神术。额上青纹因受惊，忽然灰白命必倾，何如早早求灵术，莫使根苗渐渐深。印堂青色属受惊，红白皆由水火侵，若要安然无疾病，镇惊清热即安宁。鼻头无病要微黄，黄甚长忧入死乡，黑色必当烦躁死，仙丹何能救其殃。两眼根源本属肝，黑珠黄色是伤寒，珠黄痰积红为热，黑白分明仔细看。太阳青色屡受惊，赤主伤寒红主淋，要识小儿疾病笃，青筋直向耳边生。风气二池黄吐逆，若还青色定为风，惊啼烦躁红为验，两手紧合惊热攻。两颊赤色心肝热，多哭多啼无休息，明医见此不须忧，术施清凉便怡悦。两颧微红虚热生，红赤热甚痰积停，色青脾受风邪症，青黑脾风医不灵。两腮青色作虫医，黄色须知是滞积，金匮之纹青若见，遭惊多次不须疑。承浆黄色惊食症，赤主惊风所感形，吐逆色黄红则痢，要须仔细认分明。

诊五指冷热歌

入门须辨婴儿性，男左女右认分明。五指若还冷似冰，此是惊风来得盛。五指手心热似火，夹食伤寒风邪症。食中名指热风寒，食中名冷吐泻定。中指热兮是伤寒，中指冷兮麻痘症。食指热兮上身热，食指冷兮上膈闷。中名热兮夹惊风，中名冷兮伤食症。

又歌：五指稍头冷，惊来不可当。若逢中指热，必定是伤寒；中指独是冷，麻痘症相传。男左女右手，分明仔细参。初起寅关浅，纹侵过卯深，生枝终不治，辰位命难存。

施术前审察病源法

凡病有诸内必形诸外。小儿之病，既不能语言，先凭一望法，继以闻问，再以指纹及脉以应之，斯为医理。夫望之之法，审其苗窍，察其形色，而虚实寒热已得其大半，再参以闻问纹脉等诊察法，其病则更了然矣。盖舌乃心之苗，红紫，心热也；肿黑，心火极也；淡白，虚也。鼻准与牙床乃脾之窍，鼻红燥，脾热也；惨黄，脾败也；牙床红肿，热也；破烂，脾胃火也。唇为脾胃之窍，红紫，热也；淡白，虚也；如漆黑者，胃将绝也。口右扯，肝风也；左扯，脾之痰也。鼻孔肺之窍，干燥，热也；流清涕，寒也。耳与齿乃肾之窍，耳鸣，气不和也；齿如黄豆，肾将绝也。目乃肝之窍，勇视而转睛者，风也；直视而不转睛者，肝气绝也。以目分言之，又属五脏之窍，黑珠属肝，纯是黄色，凶症也；白珠属肺，色青，肝风侮肺也；淡黄色，脾有积滞也；老黄色，脾有湿热，疸症也；目发黄，溺黄赤，安卧者，黄疸也；已食如饥者，胃疸也；瞳人属肾，无光彩又兼发黄，肾气虚也；大角属大肠，破烂，肺有风也；小角属小肠，破烂，心有热也。上皮属脾，肿，脾伤也；下皮属胃，青色，胃有寒也；上下皮睡合不紧，露一线缝者，脾胃虚极也。面有五位，五脏各有所属，额属心，左腮属肝，右腮属肺，唇之上下属肾。五脏里也，六腑表也。小肠心之表，小便短黄涩痛，心热也；清利而长，虚也。胃乃脾之表，唇红而吐，胃热也；唇淡白而吐，胃虚也；唇色平常而吐，作伤胃论。大肠肺之表，闭结，肺有火也；肺无热而便结，必血枯，不可通下；脱肛，肺虚也。胆乃肝之表，口苦，肝热也；闻声着吓，肝虚也。膀胱肾之表，居脐下气海之右，有名无形，筋肿，筋痛，肾水之寒气入膀胱也。面有五色，一曰红，红病在心，面红者热；一曰青，青病在肝，面青者痛；一曰黄，黄病在脾，面黄者脾伤；一曰白，白病在肺，面白者寒；一曰黑，黑病在肾，面黑而无润泽者，肾气败也。望其色若异于平日，而苗窍之色与色相符，则脏腑之虚实无有不验矣。

· 诊察与调护 ·

诊察重病入门试法

陈紫山曰：凡儿已罹险危重病，探其是否绝症，男左女右看关纹时，即掐中指端，如无声或舌出者死；如有声而知痛者生；如仍不醒，以两爪甲复掐精威二穴，醒而有声者吉，如不醒无声者凶。

诊察指纹审症歌

囟门八字病非常，惊透三关命不长，初关乍入惊微病，次节相侵亦可防。筋紫热兮因食膈，筋青端被风寒伤，筋黑却是险逆证，紫筋属热有阴阳。寒热相均兼赤白，紫筋定是热宜凉，重病不宜筋见白，筋白寒深可救忙。筋连大指阴寒症，筋若生花定不祥，筋带悬针主吐泻，筋纹关外命非常。四肢瘫冷腹膨胀，吐泻多噎乳食伤。鱼口鸦声因气急，犬吠人喝受惊狂。口噫心哕并气吼，指冷昏沉命莫当。口中气喘并气急，眼翻手掣可推慌。鼻干嘴黑额筋现，牙黄唇青眼无光。声直气喘颜色变，手舞足蹈起颠狂。两手乱抓如鸡爪，目睛不动眼如羊。小儿若犯宜推早，如是推迟命必殃。病重须凭急救法，病轻手法亦宜常。神医留下真方法，后学能达姓名扬。

诊病至要口诀与调护法

凡临病家诊视小儿，无论病之轻重，症之顺逆，稍长者令其本身忌口，乳子即令乳母忌口，严禁荤酒油腻酸咸辛辣，但可香茶白饭，淡食而已。盖乳房为胃经所主，饮食入胃，腐化精微而为荣血，贮于冲脉，冲脉载以上行，遂变赤为白而为乳汁，小儿赖此以为命，与乳母气候相关，吉凶共际，是以母食热，子受热，母食寒，子受寒，母食毒，子中毒，又或贪食荤酒油腻甘肥凝滞之物，尤甚。凡小儿有病，但得乳母忌口，即不治亦能自愈。不观穷乡僻壤、藜藿单寒之家，所育之子，肥实壮健而且少病，即有病，亦易愈。但云他人之子何以易育，不知他家无甘肥油腻，因口腹清淡，所以病少而易育。或自家乳母纵口饮啖荤腻不忌，医虽治有得法，奈其乳汁不清，儿则胃口腻滞，脾则健运不化，所以多病难医也，此至紧至要关头，医者不为切戒，其咎在医。至于病家每无常识，多有自误，凡乳子有病，其母于房劳、饮食、寒暑、喜怒一毫不慎，惟责医之无效，人无理出也。但胃力薄弱，何能胜其无情之相火，能制其有质之油腻耶！徒令医者劳神，病儿受苦，深可悲悯。惟诊疗后，其调护法最应注意，故凡遇膏粱宦室，不可不谆切言之，以杜其姑息之害也。

初生婴儿护持调养法

婴儿初生，肌肤未实，宜用旧絮护其背，亦不可太暖，更宜素见风日，则身体刚强，肌肤致密。若藏于章帏密室，或厚衣过暖，则骨肉软脆，不任风寒，多易致病。衣衫但随寒暖加减，当令背暖为佳，亦勿令其汗出，恐致表虚，风邪易入。乳哺亦不宜过饱，所谓忍三分饥、乳七分饱，皆至言也。又须令乳母预慎七情，以调其乳。盖儿初生，藉乳为命，善为乳母者，夏不欲热，热则致儿吐逆；冬不欲寒，寒则致儿咳嗽吐乳，则上气颠狂；醉乳，则身热腹痛；新房而乳，则瘦脊交胫不能行；新浴而乳，则发吐伤神。饮食不调，停积胸膈，结为痰饮，乃成壮热，壮热不已，遂成风痫。儿啼未定，遽以乳哺，气逆不消，因成乳癖。有孕而乳，致儿黄瘦，肚大脚小，名曰魃病。总之乳母能慎寒暑恚怒、厚味炙煿，庶乳汁清和，儿不致疾，否则阴阳偏胜，气血沸腾，乳汁败坏，必生诸病。若屡服药饵，则脏腑阴损，变成败症，均不可不知。夫人以脾胃为主，故乳哺须节，节则调养脾胃，过则损伤脾胃。夏天忌热乳，冬天忌寒乳，皆宜捍去之，而后与之。凡食后不可与乳，乳后不可与食，小儿脾胃怯弱，乳食并进，难以消化，初则成积，久则成癖，癖成疳，皆乳母不慎之过。凡寒则加衣，热则减衣，过热则汗泄而腠理疏忽，以致风寒易入，疾病乃生，更忌解脱当风，易于感冒。然风和日暖，又当抱出游戏，如阴地草木不见天日未有能坚持者；又不可日置地间，令肚着地，以致脾部受寒，腹痛泄泻，戒之慎之。

婴儿勿轻服药要诀（一）

初生之儿，未可轻药。盖无情草木，气味不纯，非娇嫩者所宜。且问切无因，惟凭望色，粗疏之辈寒热二字且不能辨，而欲其识症无差，不易得也。凡有微疾，不须仓忙，但令乳母严戒油腻荤酒，能得乳汁清和，二三日即不药自愈。常人每见儿稍不快，急忙延医，练达者或不致误；疏略者惟以通套惊风药治之，此无事之中生出有事，伐及无辜，病反致重，父母见其无效，是必更医，卒无善手相遇，任意猜度，曰风曰痰，曰惊曰热，前药未停，后药继至，甚至日易数医，各为臆说，汤①丸叠进，刻不容缓。嗟夫！药性不同，见识各异，娇嫩肠胃，岂堪此无情恶味扰攘于中，不必病能伤人，而药亦可死之矣。予每见不听劝戒，杂药妄投者，百无一救，深可哀哉。

婴儿勿轻服药要诀（二）

冯楚瞻曰：凡为幼科，犹宜参透②方脉诸书。盖幼稚名为哑科，疾病痛苦，勿能告人，全赖治者细心详察。况幼科诸书，多致理浅言略，难名病之真原。惟以小儿不节饮食为执见，最重消磨。更以纯阳之子为定论，恣投寒苦。孰知易停滞者，脾气必虚，若图见小效于目前，则便遗大害于日后。况小儿易虚易实，言虚者，正气易于虚也；言实者，邪气易于实也。然邪凑之实，必乘正气之虚，若不顾正气之虚，惟逐邪气之实，其有不败者几希。如寒伤荣也③，但温养荣阴；伤风卫也，惟辛调其卫气，但使荣卫和平而宣行，则客邪不攻而自散。使正气自行逐贼，则邪退而正气安，如浮云一过，天日昭明也；若专投与气血无情之猛剂，客邪虽散，正气亦伤，乘虚之邪，将接踵而至矣。岂知正气不至则空虚，其邪则凑而为实。至于云纯阳者，以无阴而谓，乃稚阳耳，其阳几何？真气未全而复败其阳，将何以望其生长耶！况天地之气化日薄，男女之情性日漓，幼稚之禀受日弱，有禀父之阳气不足者，多犯气虚中

---

① 汤：原为"阳"，据《幼幼集成》改。

② 透：《幼幼集成》作"看"。

③ 寒伤荣也：原为"伤寒荣也"，据《幼幼集成》改。

满；有禀母之阴血不足者，多犯阴虚发热；如患痘则多犯肾虚内溃之症。此皆先天不足所致，近来比比皆然。若徒效上古克削寒凉，如肥儿丸、芦荟丸尅削之类，则千中千死，莫能挽也。至云小儿阳火有余，不知火之有余，实由水之不足，壮水以制阳光，先贤至论；服寒凉百不一生，古哲格言。以不生之药，投欲生之儿，与心何忍。凡小儿脾胃自能消谷，今偶有停滞，则脾胃受伤，如健其脾胃，而谷自化矣。故方有助脾消化，推荡谷气者，有禀命门火衰，生火补土者，有一消一补者，有以补为消者，诚恐宽一分即耗一分元气也。夫人有生，惟此一气，易亏难复，何可轻耗。而幼稚之气尤为易亏，惟必根究先天之薄弱，求源探本以为治，斯能补救当代赤子元气于后天，便亦培植后代赤子元气于先天，而寿世无疆矣。若徒宗上古幼科浅①略方论，则犹灌溉树木者，不顾根本，而惟洒润枝叶，欲望其生长，未之有也，而况复加铲削者乎！

诊察伤食症之研讨（一）

经曰：饮食自②倍，肠胃乃伤。东垣云：饮者，无形之气也；食者，有形之血也。由此推之，乳为血液，饮之类也；谷有糟粕，食之类也，乳之与食，原非同类，岂可不辨乎哉？凡小儿饮食伤脾之症，非可一例而论，有寒伤，有热伤；有暂病，有久病；有虚症，有实症。但热者、暂者、实者，人皆易知；而寒者、久者、虚者，人多不识。如今之小儿，以生冷瓜果，致伤胃气而为腹痛泻痢者，人犹以为火热，而治以寒凉，是不识寒症也。有偶因停滞而为胀痛，人皆知其实也，然脾胃之素强者，即滞亦易化，惟其不能化者，则恒有胀满之症。又或有不食亦知饥，少食即作胀，或有无饥无饱，全不思食，或因病有伤胃气，亦③不思食，本非有余之症，时医遇此，无论有余不足，鲜有不用开胃消导之剂者，是不知虚症也。盖脾胃原有运化之功用，今既不能消化其食，则运用之职已失其权，而尚可专意用克削之剂，以增益其困乎！故凡欲治病，必先藉胃气以为主，若胃气壮者，攻之则去，而疾常易愈，此以胃气强壮

---

① 浅：原为"钱"，据《幼幼集成》改。

② 自：原为"日"，据《幼幼集成》改。

③ 亦：《幼幼集成》作"久"。

而论也；胃气虚弱者，攻之亦不去病，以胃气本虚弱，攻之则益虚弱，则胃愈伤，而病亦愈甚矣。若乃体质贵贱，尤有不同。凡藜藿之儿，壮健之质及新暴之病，自宜消伐，惟速去为善。如以弱质弱病，而不顾脾胃虚实，概施欲速攻治之法，则无有不危矣。凡素喜冷食者，内必多热；素喜热食者，内必多寒，故内寒者不喜寒，内热者不喜热。然热者嗜寒，多生中寒，寒者喜热，多生内热。《内经》所谓久而增气，物化之常，气增而久，夭之由也。凡治病者，又当于素禀中察其嗜好偏胜之弊。凡饮食致病，伤于热者多为火症，而停滞者少；伤于寒者多为停滞，而全非火症。大都饮食之伤，必因于寒食者居多，而温平①者次之，热者又次之，盖热则易于腐化流通，故停滞者少也。

诊察伤食症之研讨（二）

大凡小儿原气完固，脾胃素强者，多食不伤，过时不饥。若儿先因元气不足，脾胃素亏者，多食易伤，如攻伐一用，饮食能消，而脾气复经此一攻，消伐愈虚，其虚后食复不化，犹谓前药已效，汤丸叠进，辗②转相害，羸瘦日增，良可悲矣！故医有贫贱之医，有富贵之医，膏粱子弟与藜藿不同，太平之民与疮痍自别。乡村里巷，顽夫壮士，暴有所伤，攻伐之剂，一投可愈。倘膏粱幼稚，禀受怯弱，娇养柔脆，一例施之，贻害不小矣。楚瞻曰：人之脾胃虽能消化，实由③于水火二气运用其间，非脾胃之所专能也。内火盛则脾胃燥，水盛则脾胃湿，皆不能健运，乃生诸病。如消渴症，火偏胜而水不能制；水肿症④，水偏盛而火不能化。惟制其偏而使其平，则善矣。制者，非云去水去火之意。人生水火，本自均平，偏者病也。火偏多者，补水配火，不必去火；水偏多者，补火配水，不必去水。譬之天平，此重则彼轻，一⑤边重者，只补足轻之一边，决不凿去马子，盖马子一定之数。今人见水利水，见火泄火，是凿马子者。小儿之病，伤食最多，故乳食停滞中焦，不化而成病者，必发热恶

---

① 平：原为"下"，据《幼幼集成》改。

② 辗：原为"展"，据《幼幼集成》改。

③ 由：原为"以"，据《幼幼集成》改。

④ 水肿症：据《幼幼集成》补。

⑤ 一：原为"二"，据《幼幼集成》改。

食，或噫气作酸，或恶闻食气，或欲吐不吐，或吐出酸气，或气短痞闷，或腹痛喊叫，此皆伤食之候也，便宜损之。损之者，谓姑止之，勿与食也，使其自运。经谓伤之轻者，损谷则愈矣。伤食一症，最关利害。如迁延不治，则成积成痞；治之不当，则成疳成痨。故小儿之强壮者，脾胃素实，恃其能食，父母纵之，以致太过，停留不化，此食伤脾胃，真伤食也。如小儿之怯弱者，脾胃素虚，所食原少，或因略加①，即停滞不化，此乃脾虚不能消谷，转运迟耳，非真伤食②，作伤食治则误矣。

诊察诸疳症之研讨

夫疳之为病，亦小儿恶候。十六岁以前，其病为疳，十六岁以上③，其病为痨，皆真元怯弱，气血虚衰之故也。究其病源，莫不由于脾胃。盖胃者，水谷之海也，水谷之精气为荣，悍气为卫，荣卫充盈，灌溉诸脏。凡人身充④皮毛、肥腠理者，气也；润皮肤、美颜色者，血也。所以水谷素强者无病，水谷减少者病，水去谷亡则死矣。凡病疳而形不魁者，气衰也；色不华者，血弱也。气衰血弱，知其脾胃必伤。有因幼小乳食，肠胃未坚，食物太早，耗伤真气而成者；有因甘肥肆进，饮食过饶，积滞日久，面黄肌消而成者；有因乳母寒热不调，或喜怒房劳之后乳哺而成者；有二三岁后，谷肉果菜恣其饮啖，因而停滞中焦，食久成积，积久成疳。复⑤有因取积太过，耗损胃气；或因大病之后，吐泻疟痢，乳食减少，以致脾胃失养。二者虽所因不同，然皆总属于虚也。其症头皮光急，毛发焦稀，腮缩鼻干，口饥唇白，两眼昏烂，揉⑥眉擦鼻，脊耸体黄，斗牙咬甲，焦渴自汗，尿白泻酸，肚⑦胀肠鸣，癖结潮热，酷嗜瓜果、咸炭、水泥者，皆其候也。然治寒以温，治热以凉，此医治之常法。

---

① 加：据《幼幼集成》补。

② 食：据《幼幼集成》补。

③ 下：应为"上"，据上下文改。

④ 充：原为"克"，据《幼幼集成》改。

⑤ 复：原为"后"，据《幼幼集成》改。

⑥ 揉：原为"操"，据《幼幼集成》改。

⑦ 肚：原为"肛"，据《幼幼集成》改。

殊不知疳之为病，皆虚所致，即热者亦虚中之热，寒者亦虚中之寒，积者亦虚中之积。故治积不可急攻，治寒不宜峻温，治热不可过凉。虽积为疳之母，而治疳必先去积，然遇极虚者而迅攻之，则积未去而疳危矣。故壮者，先去积而后扶胃气；衰者，先扶胃气而后消之。书曰：壮人无积，虚则有之。可见虚为积之本，积反为虚之标也。如恶食滑泻，乳食直下，牙根黑烂，头项软倒，四肢厥冷，下痢肿胀，面色如银，肚硬如石，肌肉青黑，肛门如筒，口吐黑血，吐利蛔虫，并为不治也。

诊察咳嗽症之研讨

帝曰：肺之令人咳，何也？岐伯曰：五脏六腑皆令人咳，非独肺也。又曰：邪在肺，则病皮肤痛，寒热，上气喘，汗出，咳动肩背。夫肺为华盖，口鼻相通，息之出入，气之升降，必由之路，故专主气。经曰：形寒饮冷则伤肺。由儿衣太薄及冷饮之类，伤于寒也。经曰：热伤肺。由儿衣太厚，爱养过度，伤于热也。又曰：皮毛者，肺之合。皮毛先受邪气，邪气得从其合，使气上而不下，逆而不（克衍）收，充①塞咽嗌，故令咳嗽也。凡有声无痰为咳，肺气伤也；有痰无声为嗽，脾湿动也；有声有痰谓之咳嗽，初伤于肺，继动脾湿也。小儿因风寒乳食不慎而致病者尤多。经曰：五脏六腑皆令人咳，然必脏腑各受其邪，要终不离乎肺也。但因痰而嗽者，痰为重，主治在脾；因咳而动痰者，肺为重，主治在肺。以时言之，清晨咳者，属痰火；午前嗽者，属肾②火；午后嗽者，属阴虚；黄昏嗽者，火浮于肺；二③更嗽者，食积滞于三焦。肺虚者，气逆虚鸣，面目白，飧泄；肺热者，痰腥而稠，身热喘满，鼻干而红，手捏眉目；肺寒者，嗽多痰清，面白而喘，恶风多涕。故治者各因其虚实寒热而调之，斯可不致误矣。

---

① 充：据《幼幼集成》补。

② 肾：《幼幼集成》作"胃"。

③ 二：《幼幼集成》作"五"。

诊察慢脾风之研讨

按：幼科有言曰：急惊传慢惊，慢惊成慢脾。慢脾者，纯阴之症也。然慢惊亦有虚热，尝多便秘、痰壅、气塞，便误认为实热，妄用巴、黄以下痰行便；或妄投脑、麝以通窍凉脏，致使阴气愈张，阳气愈弱，幸不死而成此症。又有一名虚风，因吐泻日久，风邪入肠，乃大便不禁，面色虚黄，脾气已脱，真元已亏，继此发热，即是慢脾，此不必皆由急惊传至。男子以泻得之为重，女子以吐得之为重。其候面青舌短，头低眼合，吐舌咬牙，声音沉小，睡中摇头，四肢微搐，冷而不收；身则有冷有热，痰涎凝滞，神志昏乱，沉沉喜睡。逐风则无风可逐，疗惊则无惊可疗，乃至重之候，十难救一二也。治法大要：生胃养脾，回阳益志，镇心定魄，化痰顺气。若眼半开半合，手足不冷，二便涩滞，此尚有阳症，须温和化痰理气，不可因阳症而用清凉，此仅虚火往来，似成阳症耳。既知慢脾为纯阴之症，又误以慢惊之虚热作实热，误下痰，误通窍，乃致变为慢惊①。又有因吐泻日久，风入肠胃，大便不禁，面色虚黄，脾气已脱，真元已亏，继此发热，即是慢脾。如此之候，即应急救真元，维持竭绝。盖眼之半开半合，名为昏睡露睛。此脾胃两伤，败极之症，安得目为有余？手足为诸阳之本，四时皆宜温和。今手足不冷，犹幸有一线微阳，牵引接续，尚未至于厥逆，岂可名之阳症？二便涩滞，由其气血②伤败，大肠枯焦，无以传送滋荣，又岂里实便闭之比哉？此等之症，治之得法，尚可挽回，而乃称为阳症，为之顺气化痰。岂眼之半开半合，手足不冷，二便涩滞，果为阳热有余？呜呼，幼科浅陋，莫可挽救！凡小儿有热，不辨表里虚实之热，所有凡阳浮作热，阴极发燥，一概称为阳火。今慢脾之热，无非纯阴之症，真阴被逼，不能自存，浮越肌表，散漫无归，亡在顷刻，即急为收摄敛纳，犹虑不及，而反谓之阳症，必欲其口鼻无气，两眼不开，四肢冰雪，二便长流，始可谓之阴症乎！立言者见地如斯，继述者自可知矣。夏禹铸曰：世人动曰慢惊，

---

① 惊：《幼幼集成》作"脾"。
② 血：据《幼幼集成》补。

予独曰慢症，盖此病多成于人①病之后。庸工一见病愈，遂不防守去路，或初误汗误下，吐泻久而脾胃虚极，故成慢症。慢字缓字，虽对急字而言，然所以成此症者，亦由于父母怠慢之故。或有汗多不止者听之，吐泻不止者听之，以致汗多亡阳，吐多亡胃，泻久绝脾，成难起之症，故曰慢症。慢症何惊之有？以慢症而云惊，皆属庸医，见儿眼翻手搐握拳，形状似惊，故以惊名之，一作惊治，是犹儿已下井，而复落之以石也。慢症者，脾虚也。眼皮属脾，脾散②故眼皮不能紧合，而睡则露睛；虚则脾失元气，故两目无神而漂泛；脾胃③则枯涩无统，则凝滞咽喉而有牵锯之声；手足为脾胃所司，脾胃散④，故四肢厥冷；虚则生寒，寒则大便泻青而小便清利，便知为慢脾之候。若疗惊则无惊可疗，祛风则无风可祛，除痰则无痰可除，解热则无热可解，惟脾间枯痰、虚热往来耳。此夏氏之见，超乎流俗。申明慢惊慢脾，一皆竭绝之症，而疗惊、祛风、除痰、解热之治，毫不可用也。

诊察癖积症之研讨

经曰：新积痛可移者，易已；积不痛者，难已也。又曰：胃之大络，名曰虚里，贯膈络肺，出于左乳下，其动应衣，脉之宗气也。结而横，有积矣。凡饮食之积，其渐积者，不过以饮食偶伤，必在肠胃之内，故可行可逐，治无难也。惟饮食无节，以渐留滞者，多成癖，积于左胁膈膜之间，此阳明宗气所出之道也。若饥饱无论，饮食叠进，以致阳明胃气一有所逆，则阴寒之气得以乘之，而脾不及化，故余滞未消，并肠外汁沫抟⑤聚不散，渐成癥结矣。然其初起甚微，人多⑥不觉，及其久后，则根深蒂固，而药饵难及。而实以面食积为最多，以面性多滞，而留积于皮里膜外，所以不易治也。惟当以渐消磨，求法治之，幸勿孟浪欲速，妄行攻伐，以致胃气受伤，而积仍未去，以速其

---

① 人：《幼幼集成》作"大"。

② 散：《幼幼集成》作"败"。

③ 胃：《幼幼集成》作"败"。

④ 散：《幼幼集成》作"败"。

⑤ 抟：原为"博"，据《幼幼集成》改。

⑥ 多：据《幼幼集成》补。

危也。癖者，血膜包①水则为癖，在胁傍时时作痛，时发潮热，或寒热往来似疟，故疟家多有此证。凡疟疾发过之后，必令其热退尽，方可饮食；若热未尽而饮食之，则中脘多蓄黄水，日久而成癖积。小儿脏腑和平，脾胃壮实，则荣卫宣畅②，津液流通，纵多饮水浆，不能为病。惟脾胃不胜，乳哺失调，三焦不运，水饮停滞，冷气抟之，结聚而成癖也。大约有癖之儿，虚者居多，攻下之药，不可常用也。

诊察惊风之施治

惊风属于险症，惟以急慢二症为先。急惊属阳，皆由心经受热积惊。肝经生风发搐，风火交争，血乱血并，痰涎壅盛，百脉凝滞，关窍不通，内则不能升降，外则无所发泄，以致切齿咬乳，颊赤唇红，鼻额有汗，气促痰喘，忽尔闷绝，目直上视，牙关紧急，口噤不开，手足搐搦，此热甚而然。慢惊属阴，皆由大病之余，吐泻之后，目慢神昏，手足偏动，口角流涎，身体微温，眼目上视，两手握拳而搐。如口鼻气冷，囟门下陷，此虚极也。脉沉无力，睡则露睛，此真阳衰耗，而阴邪独盛，此虚寒之极也。急惊属实热，宜于清凉；慢惊属虚寒，宜于温补。对症施治，力挽沉疴。

---

① 包：《幼幼集成》作"化"。
② 畅：原为"扬"，据《幼幼集成》改。

·急 救·

险症急救十五要穴

急救一法，主治惊风，天吊，角弓反张，风搐，痫症，气闭，痰厥，其他一切险症。危于顷刻者，只要未现绝象，均可挽救。惟实热急症，手法应以泻之，其掐法宜重；虚寒慢症，手法宜半补半泻，其掐法宜轻为是。

施术：

（一）开天门一百；

（二）掐七门各一下；

（三）提耳轮二十；

（四）鸣天鼓五十；

（五）天柱骨三次；

（六）开胸法二百；

（七）腹脐法一百；

（八）拿肚角十次；

（九）五指节两次；

（十）精威灵两次；

（十一）拿合谷两次；

（十二）揉曲池五十；

（十三）揉委中五十；

（十四）揉肺俞二百；

（十五）推通天八十。

特效神奇外治

疏表法：凡小儿发热，不拘风寒食饮，时行痘疹，并宜用之。以葱一握，捣烂取汁，少加麻油在内和匀，指蘸葱油，摩运儿之五心、头面、项背诸处，每处摩擦数十下，运完，以厚衣裹之，蒙其头、略疏微汗，但不可令其大汗，恐伤元气。此法最能疏通腠理，通经活络，使邪气外出，不致久羁荣卫，而又不伤正气，诚良法也。

除热法[①]：凡小儿如发热及至二三日，邪已入里，或乳食停滞，内成郁热，或大小便赤涩闭结，其为内热。以鸡蛋一枚，去黄取清，以碗盛之，入麻油约与蛋清等，再入雄黄细末一钱，搅极匀，复以妇女乱发一团，蘸染蛋清，十小儿胸口拍之，寒天以火烘暖，不可冷用，自胸口拍至脐轮止，须拍半时之久，仍以头发敷于胸口，以布紧之，一柱香久取下不用，一切诸热皆能退去。盖蛋清能滋阴退热，麻油、雄黄拔毒凉肌故也。此身有热者用之，倘身无热，惟啼哭焦烦，神志不安者，不必蛋清，专以麻油、雄黄，乱发拍之，仍敷胸口，即时安卧。此法多救危险之症，功难尽述。

解烦法：凡小儿实热之症，及麻疹毒盛热极，其候面赤口渴，五心烦热，啼哭焦燥，身热如火，上气喘急，扬手掷足。一时药不能及，用铅粉[②]一匙，以鸡蛋清调匀，略稀[③]，涂儿胃口及两手掌心；复以酿酒曲十数枚，研烂，用热酒和作二饼，贴两足心，布扎之。少顷，其热散于四肢，心内清凉，不复啼扰矣。

开闭法：凡小儿风痰闭塞，昏沉不醒，药不能入，甚至用艾火灸之亦不知痛者，盖因痰塞其脾之大络，截其阴阳升降之隧道也。原非死症，用生菖蒲、生艾叶、生姜、生葱各一握，共入石臼内捣如泥，以麻油、好醋同前四味炒热，布包之，从头项背胸四肢，乘热往下熨之。其痰一豁，倏然而醒。此方不特小儿，凡闭症皆效。

熨滞法[④]：治小儿食积痰滞，结于胃脘，如误服攻下之剂，其积滞未去，正气已伤，惟若体弱，如施以消导破坚等剂，不但无益，反招损矣，特备外治熨法，炒枳壳、炒莱菔子各一两，大皂角一条，食盐五钱，共研末，白酒炒温，青布扎好，乘热熨之，积滞渐除，胸脘自能舒适矣。

---

① 除热法：《幼幼集成》作"清里法"。
② 铅粉：《幼幼集成》作"水粉"。
③ 稀：据《幼幼集成》补。
④ 熨滞法：参《厘正按摩要术》熨法。

取热法^①：治小儿阴寒重症，取热之奇法也，用葱、姜蘸擦其鼻之两傍，上至印堂，下至口角，往来洗擦十数遍，再以食中指入两鼻孔内揉之，则汗必至。若非重寒阴症，万不可用耳。

引痰法：凡小儿痰嗽，上气喘急，有升无降，喉中牵锯之声，须引而下行。用生白矾一两研末，少入面粉亦可^②，盖生矾见醋即化成水，入面粉取其胶黏故也，好醋和作二小饼，贴两足心，布包之一宿，其痰自下。

暖痰法：凡小儿胸有寒痰，不时昏绝，醒则吐出如绿豆粉状，浓厚而带青色，此寒极之痰，前法皆不能化，惟以生附子一枚，生姜一两，同捣烂炒热，布包熨背心及胸前，熨完，将姜、附捻成一饼，贴于胃口，良久其痰自开。

纳气法：凡小儿虚脱大症，上气喘急，真气浮散，不得归元，诸药不效，用吴茱萸五分，胡椒七粒，五倍子一钱，研极细末，酒和作饼，封肚脐，以带系^③之，其气自顺。

通脉法：凡小儿忽然手足冷厥，此盖表邪闭其经络，或风痰阻其荣卫，又或大病之后，阳热不能布散于四肢，速用生姜煨熟，捣碎半小杯，略入麻油调匀，以指蘸姜油，摩儿手足，往下搓挪揉揆，以通其经络，俟其热回，以纸拭去之。凡小儿指纹涩滞，推之不动，急以此法推豁。此法不论阴阳虚实，用之皆效。

定痛法：凡小儿胸中饱闷，时腹疼痛，一时不能得效，用食盐一碗，锅内炒极热，布包之，向胸腹从上熨下。盖盐走血分，故能软坚，所以止痛，冷则又炒又熨，痛定始止。男妇气痛，皆同此法。

以上各法，非古书所有，予异受心传，经验既久神应，方笔之于此，以公世用。

---

① 取热法：参《幼科推拿秘书》黄蜂入洞。

② 少入面粉亦可：《幼幼集成》作"少入面粉，米粉亦可"。

③ 系：原为"扎"，据《幼幼集成》改。

各病专穴实验（一）

实热　以捞明月，清天河水，清肾水为主穴。

虚热　以补脾胃，三关，清天河水为主穴。

五脏热　宜分脏清之，兼清天河水为主穴。

感冒热　以内劳宫，太阳，二扇门为主穴。

头痛　开天门，坎宫，运太阳，阳池为主穴。

目赤　以神角，坎宫，心经，运太阳为主穴。

鼻塞　以清肺，囟门，见汗法则通。

口疮　宜清胃，清心脾，捞明月，清天河水为主。

重木舌　宜清心脾，清天河，捞明月为主。

呕吐　宜清胃，右端正，乳旁，中脘为主。

伤乳（食）吐　宜清胃，中脘，乳旁，右端正为主。

夹惊吐　宜清心，清胃，乳旁，中脘为主。

虫吐　宜中脘，腹脐，清胃，乳旁为主。

虚寒吐　宜补脾胃，右端正，中脘，乳旁为主。

实热吐　宜清胃，八卦，捞明月，天河水，右端正为主。

泄泻　宜左端正，腹脐，肚角，龟尾为主。

伤乳（食）泻　宜清胃，中脘，泄脐，肚角，利膀胱为主。

脾寒泻　宜补脾，左端正，补脐，龟尾，利膀胱为主。

惊泻宜　清心脾，左端正，耳轮，天鼓，腹脐，龟尾为主。

暑泻　宜补脾，清胃，中脘，腹脐，龟尾，利水为主。

寒腹痛　宜一窝风，腹脐，先泄后补，肚角为主。

热腹痛　宜清天河水，一窝风，泻脐，肚角为主。

虫腹痛　宜泄中脘，腹脐，一窝风，肚角为主。

急惊风　宜掐五门，鸣天鼓，平肝，指节，明月，开胸为主。

慢惊风　宜平肝，指节，八卦，开胸，腹脐，肺俞为主。

慢脾风　宜补脾胃，平肝，八卦，分腹阴阳，通天俞为主。

马脾风　宜清肺，开胸，中脘，四横纹，肺俞为主。

肺寒咳嗽　宜补肺，八卦、离重，中指根，靠山，肺俞为主。

肺热咳嗽　宜清肺，八卦、坎重，中指根，靠山，肺俞为主。

食积咳嗽　宜清肺，八卦，开胸，分腹阴阳，泻脘脐为主。

风寒咳嗽　宜清肺，太阳，八卦，二扇门，肺俞为主。

哮喘　宜清肺，八卦，精灵，泻胸，肺俞为主。

诸疳症　宜补脾胃，合谷，腹阴阳，腹脐为主。

腹虚胀　宜补脾胃，板门，腹脐，中脘为主。

腹实胀　宜板门，合谷，中脘，腹脐，分腹阴阳为主。

各病专穴实验（二）

疟疾　宜靠山，后溪，商阳，合谷，打马过天河，临末，掐揉中指节与节根，病前用之效。

霍乱　宜内、外关，间使，总经，中脘，气海。

喉肿痛　宜清肺胃，合谷，刺少商为主。

痰闭　宜开胸，合谷，气海，肺俞为主。

寒痢　宜补脾，温胃，大肠，腹脐，泄龟尾为主。

热痢　宜六腑，清胃，大肠，泄龟尾，腹脐为主。

噤口痢　宜清胃，三关，大肠，腹脐，泄龟尾为主。

阴黄疸　宜推三关，人中，补脾，补肾为主。

阳黄疸　宜运五经，人中，内劳宫，清肾，利膀胱为主。

阳水肿　宜运土入水，六腑，天河水，人中，利膀胱，膈俞为主。

阴水肿　宜补脾，运水入土，上三关，小天心，人中，膈俞为主。

食积　宜补脾，板门，合谷，脾俞，中脘，腹脐为主。

痞块　宜补脾，合谷，板门，中脘，腹脐，分腹阴阳为主。

小便短赤　宜清肾，心经，捞明月，二人上马为主。

大便秘结　宜清大肠，六腑，清肺经，腹脐，外八卦为主。

时疫　宜内、外关，内、外间使，关冲，总经为主。

目不正视　宜大、小天心，耳轮，神角为主。

自汗盗汗　宜补脾，补肾，三关，斗肘为主。

补虚法　宜补脾胃，肾经，三关，分腹阴阳，通天为主。

泄实法　宜清胃经，心肾经，合谷，外八卦，开胸，泄脐为主。

此节略具其概，于第六卷各病治疗门已有备述，因名目繁多，不及备载，特选其心得之实验者，略为录出，以便察阅。如习久，致能因症悟术，胸间自有成竹。惟一切百病之邪，内则藏于脏腑，外则伏于经络，其病之变化，不外于阴阳表里寒热虚实也，但施术治疗之法，属于表者，则疏散之，邪随汗解；属于里者，则攻下之，其邪随大小便而出；属于寒者，则温之；属于热者，则清之；属于虚者，则补之；属于实者，则泻之。只要认症无错，则能立起沉疴，较比用药，尚无危险，而收效之速，犹出于意料之外也。特志数语，以待方家指正。

脏腑专穴实验歌

心经有热睡不实，天河水清过洪池。心若有病开胸膈，清心泻肾莫推迟。

退心经热病，掐总筋，以天河水为主，清肾经，推六腑，推脾土，推肺经，运八卦，分阴阳，揉小^① 天心，二人上马，掐五指节。

肝经有病人闭目，推动脾土效最速。脾若热时食不进，再加六腑病除速。

退肝之病，以脾土为主，运八卦、坎宫重，推大肠，运五经，清天河水。

脾经有病食不进，推动脾土效最应。心哕还应胃口凉，略推寒热即相称。

退脾土之病，以脾土为主，推三关，运八卦、艮宫宜重，推肺经，分阴阳，推四横纹，揉斗肘。

肺经有病痰咳喘，推动肺经最效验。肝若热时生风搐，平肝清肺即刻安。

退肺经之病，以肺经、肝经为主，运八卦，清心经，中指根，掐四横纹，靠山，开胸，肺俞，五指节。

肾经有病小便涩，推动肾水即清彻。肾脉经传小指尖，依方推掐无差别。

退肾经之病，以肾经为主，推三关，退六腑，二人上马，运八卦、兑重，分阴阳，运水入土。

---

① 小：原为"少"，据《小儿推拿广意》改。

胃经有病食不消，脾土大肠八卦调。妙诀神仙传世上，千金手段未可消。

退胃经之病，以脾土、肺经为主，其法与脾经法同，加运八卦、艮巽重。

大肠有病泄泄多，脐角尾肠久按摩。阴阳调理皆顺[①]息，应如反掌起沉疴。

退大肠之病，以腹脐为主，运土入水，推脾土，运八卦、艮乾重、离轻，揉龟尾、脐，推肺经，推外间使。

小肠有病气来攻，横纹板门推可通。用心记取精灵穴，管教却病快如风。

退小肠之病，以横纹、板门为主，揉精灵穴，推肺经，推脾土。

命门有病元气亏，脾土大肠八卦推。再推命门何所止，重推乾兑免灾危。

退命门之病，以脾土、大肠、八卦为主，再推三关，分阴阳，推肺经，运土入水。

三焦有病生寒热，天河六腑神圣穴。能和气血解炎蒸，分别阴阳真妙诀。

退三焦之病，以天河、六腑为主，揉小天心，推脾土，运八卦，运五经，掐五指节，揉斗肘。

五脏绝中受克决死日论

夫声不出者，肺气绝；爪甲青者，肝气绝；便有紫血如痢疾者，心气绝；溺不自知者，肾气绝；吐止复吐并蛔出者，脾气绝；皆属不治。心经绝，囟肿囟陷，汗出不流，如珠如油，舒舌出口，舌肿发惊，深黑黯色，发直如麻，肤无血色，壬癸日死，水克火也。肝经绝病重，啼哭无泪与不哭下泪，爪甲青黑，眼深如陷，舌卷囊缩，发搐目斜，连唇口动，手如抱头之状，或面现青纹，肝者，其华在爪，其充在筋，庚辛日死，金克木也。脾经绝，人中满，人中黑，唇缩反张，或不盖齿，唇焦干黑，鼻孔开张，齿噤冷涎如油，口撮如囊，面如土色，四肢逆冷如湿石之状，吃乳不收，泻粪青黑，甲乙日死，木克土也。肺经绝，身热其咽汤水不下，入喉中响，是胃绝不能荫肺，目直头强，气喘不回，鼻头出汗，服药噎嗽，痰涎塞口，喉鸣鼻塞，鼻干扇燥，鼻冷头汗，四肢不收，丙丁日死，火克金也。肾经绝，面黑神昏，泡黑睛绝，目无光

---

① 顺：原为"瞬"，据《小儿推拿广意》改。

彩，耳轮青黄焦枯，牙疳齿落，皮服黑燥，惊风咬牙，黑色绕口，遗尿泻粪无时，戊己日死，土克水也。

断小儿面色绝症死候

齿如黄熟豆，骨气绝，一日死。

面青，目陷，肝气绝，二日死。

面白，鼻入奇轮，肺气绝，三日死。

面黑，耳黄，呻吟，肾气绝，四日死。

面上死筋，心气绝，五日死。

口张唇青，色枯，脉绝，六日死。

面目四肢肿，脾绝，九日死。

大凡病儿手足肿，大小便不禁，皆死候也。

忽作鸦声，大肠绝也，不治。

鱼口气粗，出而不返者，是肺绝也，不治。

肝藏血，目为肝之外应，爪甲青黑，血脉不润，目无光彩，筋缩则两手抱头，是肝绝，不治。

眼瞳属肾，肾有两筋，自脊背直至脑门，贯其二睛，肾绝两目向上，或目不动者，不治。

肾乃骨之主，肾绝则齿痒，咬牙咬人者，不治。

鼻乃肺之外应，孔干黑燥，是肺绝，不治。

面色黑黯者，不治。

唇乃脾之外应，唇缩而不盖齿及鼻尖忽现赤色者，是脾绝，不治。

胃主肌肤四肢，胃绝则毛发竖，手足不能收管者，不治。

四肢汗出如油，是荣卫俱绝，阴阳离，津液散，四肢汗如黏胶者，不治。

头偃于后，天柱骨痿，心绝，颈骨不载，不治，或以为五软，非也。

心主血，舌乃心之外应，舌短则语不明，心绝则血不流行，身不温暖，及囟门凸起，或陷作坑，目多直视，是皆不治。

饮水不歇，是肺胃俱绝，其水直下大肠中去，必死。

痢如死鹅鸭血者，是心绝，或臭秽如糟汤血水者，不治。

凡有顽涎出口鼻者，是风痰以塞关窍 ①，血脉不行，不纳乳食者，不治。

心寒者，脉绝也，故令肺胀，不治。

喉中拽锯，口吐白沫，是风痰闭窍，面色青黑，五孔干燥，不治。

以上诸症，是脏腑已绝，荣卫相离，气脉不生，皆不治之症。即有其症而救之，十或一二者也。

---

① 风痰以塞关窍：《小儿推拿广意》为"风痰塞关窍"。

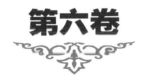

第六卷

·初生治疗门·

胎寒病证治

胎寒者，母娠①时患热病，多服寒凉之药，或过食生冷，寒蕴于内，胎儿受之，故生后昏昏多睡，间或吮乳泻白，此内因也。或百日之内，忽病战栗，口冷，手足蜷曲不伸，腹痛啼叫不止，此生后受寒得之。

治法：补脾胃一百　运水入土一百　三关一百　补肾六十　运八卦八十

胎热病证治

胎热者，母娠时喜食辛热炙煿之物，或患热病，失于清解，使儿受之，生后目闭面赤，眼胞浮肿，弩身呢呢作声，或啼叫惊烦，遍身壮热，小便黄涩，此热也。若不早治，则丹瘤疮疖，由此而生也。

治法：清心经一百　清肾八十　捞明月一百　天河水一百　外八卦五十
开胸泄一百

夜啼证治

小儿初生夜啼，其因有二：一曰脾寒，一曰心热，皆受自胎中，观其形色，便知病情矣。如面色青白，手腹俱冷，不欲吮乳，曲腰不伸者，脾寒也。

---

① 娠：原为"脤"，据《幼幼集成》改，下同。

面赤唇红，身腹俱热，小便不利，烦躁多啼者，心热也。

脾寒治法：补脾胃—百　补肾五十　三关—百　黄蜂入洞—次　运八卦离重—百

心热治法：天河水—百　外八卦—百　捞明月—百　清心经八十　鸣天鼓五十

胎惊证治

胎惊者，因产母妊娠饮酒，忿怒惊跌，或外挟风邪，内伤胎气，致儿生下即病，多见壮热吐呃[①]，心神不宁，翻眼握拳，咬牙噤口，身腰强直，呕吐涎潮，搐搦惊啼，囟开腮缩，或颊赤，或面青眼合。若眉间气色赤而鲜碧者，可治。色青黑而暗者，不治。虎口指纹曲入里者，可治；反出外者，不治。治宜解散风邪，利惊化痰调气为宜。

治法：运八卦五十　五指节—次　捞明月—百　清心—百　鸣天鼓五十

重舌木舌证治

重舌者，其舌下近舌根处，肿形突出，状如小舌，故名重舌也。木舌者，儿口内之舌肿满，其硬如木，不能转动，致碍于吮乳也。以上二症，皆因心脾积热而成。盖脾之脉络在舌下，又舌为心之苗，因内火上冲于舌致成此症也。治以清心泄脾之滞热为宜，再以铍针砭出血，至肿减为度，外以胆矾马牙硝等分为细末，吹之即愈。

治法：外八卦—百　清心经—百　捞明月二百　清胃五十　天河水—百

鹅口疮证治

鹅口者，白屑生满口舌，如鹅口也。由儿在胎中，受母饮食热毒之气，蕴于心脾二经，故生后发于口舌之间。治以清热泻脾，外擦以冰硼散为宜。

---

① 呃：xiàn，不作呕而吐，亦泛指呕吐。

治法：清胃一百二十　清心一百　合谷两次　捞明月二百　天河水一百五十
中冲一次

撮口风证治

撮口风者，因小儿胎中受热，或产母邪热传染，及洗浴当风所致，症见舌强唇青，面目黄赤，气息喘急，吮乳妨碍，啼声不出，如腹见青筋，最不易治也。

治法：掐七门一次　开天门五十　鸣天鼓五十　天柱骨五十　五指节二次　曲池五十

噤口风证治

噤口风者，此症小儿舌上生疮如黍米，致牙关紧急，不能吮乳，口吐涎沫，啼声渐小，由于胎热蕴于内脏，心肺受热，或生后血气未调，感冒风邪所致，此症若现于七日以外者，尚可易治。

治法：开天门五十　掐七门二次　拿合谷重二次　揉牙关三十　五指节二次　肺俞一百

脐风证治

脐风一症，有内外二因，有可治不可治之别。内因者，禀父之真阳不足。外因者，多致剪脐太短，或结束不紧，为风冷水湿所伤，入于脐而流于心脾，以致腹胀脐肿，四肢不利，日夜多啼，甚则发为风搐，小儿一七之内，多患之。初起时，宜视其眉心有无黄色，有则宜急治之，黄色到鼻治之尚易，如到人中承浆，治之稍难，及至唇口收束锁紧，舌强头直，则难治矣。惟看其不时喷嚏，啼哭不已，吮乳口松，是其候也。

治法：掐七门二次　开天门五十　天柱骨五十　五指节二次　泄脐一百　通天二百

悬痈证治

悬痈者，上腭生痈，如紫葡萄状，舌难伸缩，口难开合，或鼻内出血，时发寒热，此由胎毒上攻，急用食盐（烧红）、枯矾各等分研细末，以筷头蘸点，日三五次自消。如成形，须绵裹长针，留锋刺之，泻去青黄赤汁，未消者，来日再刺，刺后以盐汤拭口。

治法：清心肺各一百　外八卦一百　捞明月一百　天河水一百　中脘泄八十

胎痫证治

胎痫者，一名天钓，发时惊悸壮热，眼目上翻，啼声不出，手足瘈疭，爪甲色青，症似惊风，但目多仰视，较惊风稍异耳。此症因胎中受惊，兼以邪热痰涎，壅塞胸中，不能宣通而成。治以平肝清肺、开胸化痰为宜。

治法：平肝二百　清肺胃各一百　运八卦一百　开胸一百五十　五指节二次　肺俞二百

赤游风证治（又名丹毒）

赤游风一症，多由胎中毒热而成，或因生后过于温暖，致热毒蒸发于外，以致皮肤赤热而肿，色若涂丹，游走不定，行于遍身，故名曰赤游风。多发于头面、四肢之间，若内归心腹则死。外治（砭血法）以口吮毒血各聚一处，以磁锋劈夹筷头缚紧，两指轻撮筷头，令磁芒对于聚血处，再用一筷频击，刺出毒血，以泻其毒，再以牛羊猪精肉切成薄片，遍贴患处，干则再换。如患于头面，不可用砭法，只宜卧针倒挑患处，以出毒血则愈。内治以大寒之法，清泄心脾肝肺之滞热为宜。

治法：泄心脾肝肺各一百　捞明月三百　外八卦一百　天河水二百

·惊风治疗门·

急惊慢惊慢脾总括

盖惊风之为病，惊者属于心，风者属于肝，心藏神，心病故心[①]惊也；肝属木，肝病故主风也。凡小儿心热肝盛，一触惊受风，则风火相搏，必作急惊之症也。若素禀不足，或因急惊用药过峻，暴伤元气，每致变成慢惊之症。更有因吐泻既久，中气大虚，脾土衰弱，肝木乘虚而内生惊风者，名曰慢脾风也。三者致病之因既不同，故所现之症亦各异。急惊属阳，必有阳热有余等实象也；慢脾属阴，必有阴冷不足等虚象也。至于慢惊初得之时，阴阳尚未过损，或因急惊传变而成，其中常有夹痰、夹热等症，故属半阴半阳，不比慢脾纯阴之症也。治者宜详分虚实寒热以治之，庶可以不致误矣。

惊风现症八候之形状

八候者，谓搐、搦、掣、颤、反、引、窜、视是也。搐，谓肘臂伸缩；搦，谓十指开合；掣，谓肩头相扑；颤，谓手足动摇；反，谓身仰向后；引者，手若开弓；窜者，目直而似怒；视，则露睛而不活。其搐以男左手女右手，男大指在外、女大指在内为顺，反是为逆。此候急惊、慢惊同皆见之，虚实无异，治者宜切记之。

惊风入门试法（一）

一视目色，如目无神，为肝绝；二闻声音，如不哭及不发声者，为肺绝；三问能否吮乳或食物，如乳或食，不能纳者，为胃绝。以上三种，如发现一种者，尚可挽救；如发现二种，恐不易治；如三种全现之，则为绝症，无可挽救。然亦有能可挽回者，十不及一二耳。

---

① 心：《医宗金鉴》作"主"。

（一）掐中指端

（二）拿精威二穴

此二穴，掐之拿之，如知痛啼而叫者，尚可治；如不知痛，舌外出者，死症也。

惊风入门试法（二）

凡惊风搐搦，必神气昏愦，皆由痰壅气塞，壅结胸中而致，急用通关散入 [①] 鼻内，无嚏者不治；有嚏者，审其表里虚实，随症治之。

通关散：半夏生　皂角　细辛　薄荷各等分，共为细末，用笔管吹入鼻内少许。

惊风施术急救法

开天门五十　掐五门各一下　坎宫三十　掐皂角各一下　耳轮十下　鸣天鼓三十　天柱骨推揉各二十　掐精威重十数　二人上马重十数　合谷一下　揉曲池三十　走马一下　开胸五十　腹脐一百　百虫一下　委中三十　三阴交一百　昆仑一下　涌泉一百　肺俞一百　肝俞一百　通天五十

急惊风证治

急惊风一症，有因目触异物，耳闻异声，神散气乱而生者；有因心肝火盛，外为风寒郁闭，不得宣通而生者；有因痰盛热极而内动风者。然症多暴发，壮热烦急，面红唇赤，痰壅气促，牙关噤急，二便秘涩。噤急者，齿紧急不能开也。二便秘涩者，大便秘结而小便涩难也。脉洪数者，主阳热也。触异致惊者，清热镇惊安神为宜。

治法：掐七门二次　开天门八十　耳轮十下　坎宫三十　鸣天鼓五十　天柱骨八十　平肝一百　合谷二次　二人上马二次　五指节二次　明月二百　开胸二百　肺俞二百

---

① 入：《医宗金鉴》作"吹入"。

慢惊风证治

慢惊一症，或缘禀赋虚弱，土虚木盛者有之；或由急惊过用峻利之药，以致变成此症者有之。发时缓缓搐搦，时作时止，面色淡黄，或青白相兼，身必温和，昏睡眼合，或睡卧露睛，脉来迟缓，神气惨惨，大便或青色，此乃脾胃虚弱，治宜培补元气为主。

治法：补脾胃二百　补肾一百　平肝一百五十　五指节一次　运八卦二百　合谷一次　二人上马一次　开胸一百　肺俞二百　腹脐一百　三阴一百

夹热夹痰慢惊证治

慢惊之症，本无热可言，但脾虚致虚热内生，故痰涎上泛，咽喉气粗，身热心烦，所谓虚症夹热夹痰是也。治以补脾平肝，除邪热，化痰涎为宜。

治法：运八卦二百　清肺二百　五指节二次　精灵二次　靠山一次　运水入土一百　板谷一次　六腑一百　天河水一百　斗肘一次　平肝二百　开胸一百　肺俞一百五十

慢脾风证治

慢脾风一症，多缘吐泻既久，脾气大伤，以致土虚不能生金，金弱不能制木，肝木强盛，惟脾是克，故曰慢脾风。此症闭目摇头，面唇青黯，额汗昏睡，四肢厥冷，舌短声哑，频呕清水，此乃纯阴无阳之症，逐风则无风可逐，治惊则无惊可治，惟宜大补脾土，生胃回阳为主。

治法：补脾胃五百　三关三百　平肝二百　运八卦二百　赤凤摇头一次　五指节二次　二人上马二次　斗肘一次　开胸一百　腹阴阳一百　三阴二百　肺俞二百

·痫症治疗门·

痫症证治总括

痫症，类乎惊风痉风者，谓时有昏倒抽搐，痰涎壅盛，气促作声，与惊痉二症相似也。但四体柔软，一食之顷即醒，依然如无病之人，非若痉风一身强直，终日不醒也。阴者，阴痫也，见脏阴症。阳者，阳痫也，见腑阳症。惊痫因惊热，痰痫因痰，食痫因食，风痫因风，其症不一，治亦不同，临证宜详辨之。

治法：掐七门一次　清心肺各一百　五指节二次　运八卦二百　开胸一百肺俞二百

阴痫证治

阴痫属阴，脏寒之病也。多因慢惊之后，痰入心包而得。发时手足厥冷，偃卧拘急，面青白，口吐涎沫，声音微小，脉来沉细。

治法：补脾胃二百　清肺二百　运八卦二百　五指节二次　精威一次　三关二百　曲池五十　苍龙摆尾一次　开胸一百　肺俞二百　四横纹一次

阳痫证治

阳痫属阳，腑热之病也。多因急惊去风下痰不净，久而致成此症。发时身热自汗，仰卧面赤，脉象洪数，牙关噤急，或啼叫不已，口吐涎沫，治以平肝泄热化痰为宜。

治法：平肝二百　清肺二百　运八卦二百　捞明月二百　五指节二次　板门五十　六腑二百　天河水二百　开胸一百　按弦搓摩一次　肺俞二百

惊痫证治

小儿心肝热盛，偶被惊邪所触，因而神气溃散①，遂成痫症。发②时吐舌急叫，面色乍红乍白，悚惕不安，如人将捕之状。治以镇惊清心肝之滞热为宜。

治法：掐七门二次　耳轮二次　鸣天鼓五十　天柱骨五十　平肝二百　清心肺各一百　运八卦二百　捞明月二百　外八卦二百　天河水二百　开胸一百　肺俞二百

痰痫证治

痰痫者，小儿平素痰盛，或偶因惊热，痰闭肺窍，遂致成痫。发时痰涎壅塞喉间，气促昏倒，口吐痰沫。治以镇惊顺气开胸化痰为宜。

治法：掐七门二次　开天门五十　鸣天鼓五十　清肺二百　运八卦二百　精灵二次　靠山二次　五指节二次　四横纹一次　板门二次　开胸一百　肺俞二百

食痫证治

食痫者，其病在脾，因小儿乳食过度，停结中脘，脾弱生痰，乘一时痰热壅塞，遂致成痫。其初面黄腹满，吐利酸臭，后变时时发搐。治以开痰导滞泄热利下为宜。

治法：大肠二百　清肺二百　运八卦二百　捞明月二百　运土入水一百　天河水一百　开胸一百　腹阴阳一百　泄脐一百五　肺俞一百　通天一百

风痫证治

风痫之症，因汗出脱衣，腠理开张，风邪乘隙而入。发时目青面黄③，手如数物。治以疏风解表开胸化痰为宜。

治法：运太阳一百　开天门五十　内劳宫三次　掐心经二次　二扇门三次　五指节二次　开胸一百五　膻中一百　腹阴阳一百　肺俞二百

---

① 散：《医宗金鉴》作"乱"。
② 发：《医宗金鉴》作"发"。
③ 面黄：《医宗金鉴》作"面红"。

·疳症治疗门·

诸疳症总括

诸疳症，如大人者，十五岁以上也[①]，病则为劳；若十五岁以下者，皆名为疳。因所禀之气血虚弱，脏腑娇嫩，易于受伤，或因乳食过饱，或因甘肥无节，停滞中脘，传化迟滞，肠胃渐伤，则生积热，热盛成疳，则消耗气血，煎灼津液。凡疳病初起，尿如米泔，午后潮热，日久失治，致令青筋暴露，肚大坚硬，面色青黄，肌肉消瘦，皮毛焦[②]悴，眼睛发眲，而疳症成矣。然当分其所属而治之，庶不致误也。

脾疳证治

脾疳之症，脾属土，色黄，主肌肉，故脾疳则见面黄，肌肉消瘦，身体发热，困倦喜睡，心下痞硬，乳食懒进，睡卧喜冷，好食泥土，肚腹坚硬疼痛，头大颈细，有时吐泻，口干烦渴，大便腥黏之症也。治以补脾健胃，化滞积，除邪热为宜。

治法：补脾胃三百　大肠一百　板谷三次　运八卦一百　三关二百　外八卦一百　天河水一百　开胸一百　中脘一百　腹脐二百　通天俞一百

疳泻证治

疳泻之症，多因积热伤脾，以致水谷不分，频频作泻，法当清热渗湿，补脾健胃及利水为宜。

治法：补脾胃三百　大肠二百　利水二百　八卦二百　捞明月一百　左端正二下　外劳宫二百　天河水一百　中脘一百　腹脐二百　肚角二十　龟尾五十

---

① 也：据《医宗金鉴》补。
② 焦：《医宗金鉴》作"憔"。

疳肿胀证治

疳病肿胀之症，多因传化失宜，以致脾肺两伤，现症气逆喘咳，胸膈痞闷，肚腹肿胀，面色浮光，治以补脾利肺，导滞利水，则肿自消矣。

治法：补脾胃三百　补肺二百　大肠一百　八卦二百　板谷五十　利水二百　运五经一百　开胸一百　三关二百　斗肘三次　中脘一百　腹脐一百　通天俞一百

疳痢证治

疳痢之由，皆因热结肠胃所致，故痢时或赤或白，腹中窘痛，治以泻滞利下兼补脾为宜。

治法：补脾胃二百　大肠二百　清肺一百　八卦一百　左端正二下　一窝风数三十　三关二百　中脘一百　腹脐二百　龟尾二百　通天俞一百

肝疳证治

肝疳一症，肝属木，色青，主筋，故肝疳则见面目爪甲皆青，眼生眵泪，隐涩难睁，摇头揉目，合面睡卧，耳疮流脓，腹大青筋，身体弱瘦，烦渴烦急，粪青如苔之症也。治宜先清其热，再以扶脾平肝导滞为宜。

治法：肺经一百　分阴阳二百　八卦二百　三关一百五　平肝二百　补脾胃二百　大肠一百五十　补肾一百　腹阴阳一百　腹脐一百五十　通天俞二百

心疳证治

心疳之症，心属火，色赤，主血脉，故心疳则见面红目赤，壮热有汗，时时烦渴[1]，咬牙弄舌，口舌干燥，渴饮生疮，小便红赤，胸膈饱闷[2]，睡喜伏卧，懒食干瘦，或吐或利也。治以清心脾之热，导滞利水为宜。

治法：清胃心肺肾各一百　大肠一百五十　利水一百　八卦二百　捞明月二百

---

① 时时烦渴：《医宗金鉴》作“时时惊烦”。
② 胸膈饱闷：《医宗金鉴》作“胸膈满闷”。

板谷三次 外八卦一百 天河水二百 中脘一百 腹脐二百

疳渴证治

疳渴者，多因肥甘积热煎耗脾胃，以致津液亏损，故不时大渴引饮，心神烦热，治以清热生津扶脾和胃为宜。

治法：天河水一百 运八卦二百 补脾一百 清胃五十 捞明月二百 清心一百 外八卦二百 中冲数二十 腹阴阳一百 腹脐二百 通天俞一百

肺疳证治

肺疳一症，肺属金，色白，主皮毛，故肺疳则见面白，气逆咳嗽，毛发焦枯，皮上生粟，肌肤干燥，憎①汗发热，常流清涕，鼻颊生疮也，治以补脾和胃导滞积为宜。

治法：补脾二百 清胃二百 清肺二百 八卦一百 板谷五十 三关二百 天河水一百 曲池五十 腹阴阳一百 中脘一百五十 肺俞一百

肾疳证治

肾疳一症，肾属水，色黑，主骨，患此疳者，初必解颅、鹤膝、齿迟、行迟、肾气不足等症发现，更因肥甘失节，久则渐成肾疳，故见面色黧黑，齿龈出血，口中气臭，足冷如冰，腹痛泄泻，啼哭不已之症，治以补脾肾，和胃肠，导滞积为宜。

治法：补脾胃四百 补肾二百 大肠二百 八卦二百 三关二百 天河水五十 二人上马数五十 赤凤摇头一次 中脘一百 腹脐二百 肚角三次 龟尾一百

疳热证治

疳热②，此症时发烧热，饮食不为肌肤，形瘦，口渴引饮，其病宜分别轻

---

① 憎：原为"增"，据文义改。
② 疳热：参考《中国医学大辞典》。

重虚实治之为宜。

治法：补脾胃三百　大肠二百　捞明月一百　八卦二百　分阴阳二百　天河水二百　外八卦一百　中冲数二十　开胸一百　腹阴阳一百　中脘一百　通天俞一百

脑疳证治

脑疳者，因儿素受风热，又兼哺乳失调，以致变成此症，头皮光急，脑生疮饼，头热，毛发焦枯如穗①，鼻干心烦，腮囟肿硬，困倦睛暗，自汗身热也，治以补肾水之不足，清心热之有余，兼补脾和胃为宜。

治法：补肾二百　清心肺各二百　补脾胃三百　八卦二百　三关二百　囟门一百　开天门五十　运太阳三次　开胸一百　中脘一百五十　肺俞一百　通天俞二百

眼疳证治

眼疳者，疳热上攻于眼，故发时痒涩赤烂，眼胞肿疼，白睛生翳，渐渐遮满，不时流泪，羞明闭目也，治以泄肝清心之滞热，除翳再服以羊肝散为宜。

治法：平肝二百　清心二百　外八卦一百　明月二百　天河水二百　神角鱼尾各二十

羊肝散：青羊肝一具，去筋膜，切韭叶厚片　人参　羌活　白术　土炒　蛤粉各等分

上为细末，令匀，药置荷叶上，如钱厚一层，铺肝一层，包固，外以新青布包裹，蒸熟，任儿食之。如不食，及夏月恐腐坏，则晒干为末，早晚白汤调下，服完再合，以好为度。若热②者减人参。

---

① 头热，毛发焦枯如穗：《医宗金鉴》作"头热毛焦，发结如穗"。
② 热：原为"熟"，据《医宗金鉴》改。

鼻疳证治

鼻疳者，因疳热攻肺而成。盖鼻为肺窍，故发时鼻塞，赤痒疼痛，浸淫溃烂，下连唇际成疮，咳嗽气促，毛发焦枯也，治以泄肺中之滞热，兼清肾为宜，外搽以鼻疳散则愈。

治法：清肺二百　清肾二百　补脾胃一百　四横纹一次　中指根一次　开胸二百　肺俞二百

鼻疳散：青黛一钱　麝香少许　熊胆五分

上为细末，干者，用猪骨髓调贴；湿者，干上。

牙疳证治

牙疳者，因毒热攻胃而成，故毒热上发龈肉，赤烂疼痛，口臭血出，牙枯脱落，穿腮蚀唇，病势危急，治以消肝热，清胃肺之郁火为宜，再搽以牙疳散。

治法：清胃肾肺肝各一百　补脾一百　外八卦二百　六腑一百　肺俞二百　通天俞一百

牙疳散：人中白煨① 存性　绿矾烧红　五倍子各等分，炒黑　冰片少许

上为细末，先以水拭净牙齿，再以此散敷之。有虫者，加槟榔。

脊疳证治

脊疳者，因积热生虫，上蚀脊膂也。以手击其背，必空若鼓鸣。脊骨瘦弱，状若锯齿。外症则身体发热，下利烦渴，十指皆疮，频咬② 爪甲，其症最为可畏。须先杀其虫，再以补肾理脾为本。应分症治之，或渐为愈也。

治法：补脾胃三百　平肝一百　补肾二百　三关二百　八卦二百　天河水一百　池肘各五十　开胸二百　中脘一百　肺俞一百　脾胃俞各一百　肾俞二百

---

① 煨:《医宗金鉴》作"煅"。
② 咬:《医宗金鉴》作"啮"。

蛔疳证治

蛔疳者，因过食生冷、油腻、肥甘之物，以致湿热生虫，腹中扰动，故有时烦躁多啼，有时肚腹搅痛，唇口或红或白，口溢清涎，腹胀青筋，肛门湿痒也。治法先杀其虫，次则补其脾，培其元气为宜。

治法：补脾胃二百　大肠二百　八卦二百　赤凤摇头一次　三关二百　斗肘五十　腹阴阳一百　中脘一百　泄脐一百　通天俞一百

丁奚疳证治

丁奚者，遍身骨露，其状似丁，故名曰丁奚也。其症肌肉干涩，啼哭不已，手足枯细，面色黧黑，项细腹大，肚脐突出，尻削身软，精神倦怠，骨蒸潮热，燥渴烦急也。治以消积，再补脾肾培元气，其病渐可愈矣。

治法：补脾胃五百　补肾三百　八卦二百　大肠一百　板谷五十　三关二百　猿猴摘果一次　中脘一百　腹脐二百　肾俞二百　通天俞一百

哺露疳证治

哺露者，因乳食不节，大伤脾胃也。其症羸瘦如柴，吐食吐虫，心烦口渴，头骨开张，日晡蒸热。治法与丁奚疳同。

治法：与丁奚疳同。

·呕吐治疗门·

呕吐证总括

呕吐一症，皆诸逆上冲所致也。夫诸逆之因，或以乳食过多，停滞中脘，致伤胃气，脾则不能健运而上逆也；或于食时触惊，停积不化而上逆也；或痰饮壅塞，阻隔气道；或蛔虫扰乱，烦燥不安而上逆也。总之，上逆之因虽不同，而皆成呕逆也。但病者有虚有实，有寒有热，治者当于临证时参之，审慎以别之，庶不致误矣。

辨呕吐哕证之分解

吐证有三：曰呕，曰吐，曰哕。古人有谓呕属阳明，有声有物，气血俱病也；吐属太阳，有物无声，血病也；哕属少阳，有声无物，气病也。独李泉谓呕、吐、哕，俱属脾胃虚弱。洁古老人又从三焦以分气、积、寒之三因，然皆不外诸逆上冲也。治者能分别虚实寒热以治之，无不中于病情也。

伤乳吐证治

伤乳吐者，因乳食过饱，停蓄胃中，以致运化不及，吐多乳片，味酸，犹如物盛满而上溢也。其证身热，面黄而瘦，肚腹膨胀，此症先宜节减其乳，治以清胃泄热为宜。

治法：清胃二百　大肠一百廿　八卦二百　清肾一百五十　明月一百　天河水二百　右端正二下　分阴阳二百　中脘一百　总筋一次　总心经一次　乳旁数

伤食吐证治

伤食吐者，因小儿饮食无节，过食油腻、面食等物，以致壅塞中脘而成也。其证肚腹胀热，恶食口臭，频吐酸黏，眼胞虚浮，身体潮热。治宜清胃和中消滞，则病渐愈矣。

治法：清胃二百　大肠一百　利水一百　八卦二百　右端正二次　分阴阳二百
明月二百　天河水二百　乳旁一次　开胸一百　中脘二百

夹惊吐证治

夹惊吐者，多因饮食之时，忽被惊邪所触而致吐也。其症频吐青涎，身体发热，心神烦躁，睡卧不宁。治以镇惊、除热、清胃、止吐为宜。

治法：开天门五十　耳轮三次　鸣天鼓三次　天柱骨二十　清胃二百　八卦二百　右端正二次　板门三次　明月三百　天河水二百　乳旁一次　中脘二百

痰饮吐证治

痰饮吐者，由小儿饮水过多，以致停留胸膈，变而为痰，痰因气逆，遂成呕吐之症。其候头目眩晕，面青，呕吐涎水痰沫也。治以清肺胃、开胸化痰为宜。

治法：清胃肺各二百　八卦二百　右端正二次　四横纹一次　小横纹一次　天河水一百五十　开胸二百　乳旁一次　中脘一百廿　肺俞八十

虫吐证治

虫吐之症有二，有以胃经热蒸者，有以胃经寒迫者，皆能令虫不安，扰乱胃中而作吐也。其症唇色或红或白，胃口时痛时止，频呕清涎，属寒属热，当从阴阳之症辨之。

治法：补脾胃各一百　右端正二次　八卦二百　天河水二百　板谷数三十　外八卦一百　二人上马一次　乳旁一次　中脘二百

虚吐证治

虚吐之症，多因胃气虚弱，不能消纳乳食，遂成此症也。其候精神疲倦，囟门煽① 动，睡卧露睛，自利不渴，频频呕吐。治以补脾胃，则吐自止也。

---

① 煽：原为"扇"，据《医宗金鉴》改。

治法：补脾胃三百　八卦二百　右端正二次　板门五十　三关二百　二人上马一次　开胸一百　乳旁一次　中脘二百　通天俞一百　肾俞一百

实吐证治

实吐者，小儿平素壮实，偶而停滞，胸腹胀满，二便秘涩，痞硬疼痛，口渴思饮贪凉^①，吐多酸臭也。治以泄脾胃之热，兼导滞利下为宜。

治法：清胃三百　八卦二百　清肾一百　明月二百　右端正二次　板门五十　天河水二百　外八卦一百廿　二人上马一次　开胸一百　中脘一百　乳旁一次

寒吐证治

寒吐者，皆因小儿过食生冷，或乳母当风取凉，使寒气入乳，小儿饮之，则成冷吐之症。其候朝食暮吐，乳食不化，吐出之物不臭不酸，四肢逆冷，面唇色白。治当温中定吐为宜。

治法：温胃二百　八卦二百　右端正二次　板门五十　三关二百　二人上马一次　分阴阳二百　开胸一百　乳旁一次　中脘二百　通天俞一百廿

热吐证治

热吐之症，或因小儿过食煎煿之物，或因乳母过食厚味，以致热积胃中，遂令食入即吐，口渴饮冷，呕吐酸涎，身热唇红，小便赤色。治宜清胃热利水为主。

治法：清胃三百　八卦二百　明月二百　右端正二次　板门五十　天河水二百　外八卦一百廿　开胸一百　乳旁一次　中脘一百五十　通天俞一百

---

① 贪凉：《医宗金鉴》作"寒凉"。

·泄泻治疗门·

泄泻证总括

泄泻一症，多因脾被湿侵，土不胜水，致成此症。然致病之原各异，或乳食停滞不化，或感受寒暑之气，或惊邪外触，或脏受寒暑，或脾虚作泻，更有飧泻、水泻之症。致疾之因不同，而调治之法亦异。医者详细辨之，或分消或温补，因证施治，庶不误矣。

伤乳食泻证治

伤乳食泻者，因乳食过饱，损伤脾胃，乳食不化，故频泻酸臭[①]也。其症噫臭腹热，胀满疼痛，口渴恶食，小便赤涩。治以和脾消滞利水为宜。

治法：补脾一百　清胃一百　大肠二百　利水二百　八卦一百廿　左端正二次　天河水二百　中脘一百五十　腹脐二百　肚角二十　龟尾八十

中寒泻证治

中寒泻者，因贪食生冷，以致腹内寒邪凝结，肠鸣腹胀，时复疼痛，所泻皆澄澈清冷，其面色淡白，四肢厥冷，饮食懒进也。治以理脾温中止泻为宜。

治法：补脾胃三百　大肠二百　利水二百　左端正二次　八卦一百廿　一窝风数三十　板门五十　三关三百　腹阴阳一百廿　腹脐二百　龟尾一百

火泻证治

火泻者，皆因脏腑积热，或外伤暑气，故泻时暴注下迫，肚腹疼痛，口渴心烦，泻多黄水，小便赤色也。治以清其热再利其水，庶得其要矣。

---

① 臭：《医宗金鉴》作"脓"。

治法：清胃一百廿　大肠二百　利水二百　左端正二次　八卦二百　分阴阳二百　六腑一百五十　明月二百　天河水一百廿　外八卦一百　腹脐二百　龟尾五十

惊泻证治

惊泻者，因气弱受惊，致成此症。其症夜卧不安，昼则惊惕，粪稠若胶，色青如苔。治宜镇心抑肝兼和胃肠为宜。

治法：开天门五十　耳轮三次　鸣天鼓五十　天庭三次　平肝二百　清心一百五　大肠二百　补脾一百廿　利水二百　左端正二下　腹脐二百　龟尾一百

脐寒泻证治

脐寒泻者，多因断脐失护，风冷乘入，传于大肠，遂成寒泻之症。其候粪色青白，腹疼肠鸣。治以温胃和气则愈。

治法：补脾胃二百　大肠一百廿　四横纹一次　利水二百　八卦一百五　左端正二下　一窝风数三十　三关二百　腹脐二百　肚角二十　龟尾八十

脾虚泻证治

脾虚泻者，多因脾不健运，故每逢食后作泻，腹满不渴，精神短少，面黄懒食，肌肉消瘦也。治以补脾培元，其泻自止。

治法：补脾胃四百　大肠二百　利水二百　八卦二百　运水入土一百　左端正二下　三关二百　腹阴阳一百五　腹脐二百　龟尾一百　肚角三次

飧泻证治

脾虚飧泻者，多因脾胃虚弱，清气下陷，脾失健运，以致完谷不化也。治者须补养脾土，和胃温中为宜。

治法：补脾胃三百　三关二百　左端正二下　大肠二百　利水二百　八卦二百　中脘一百廿　肚角卅　龟尾一百　肾俞一百

水泻证治

水泻者，皆因脾胃湿盛，以致清浊不分，变成水泻之症。其候小便短涩，懒食，溏泻色黄。治以理脾和胃利水为宜。

治法：补脾胃三百　大肠二百　利水二百　运八卦二百　左端止二下　六腑一百　外八卦一百廿　腹阴阳二百　腹脐二百　肚角三次　龟尾一百

·感冒治疗门·

感冒风寒总括

小儿气血未充，肌肤柔脆，风寒所触，邪气入于腠理，荣卫受病。轻者为感冒，易痊；重者为伤寒，难治。又有夹食、夹热、夹惊等症，或宜和解，或宜疏散，临证时须细体察焉。

伤风证治

伤风者，风邪伤卫也。卫主皮毛，内合于肺，故令身体发热，憎寒，头疼，有汗，嚏涕，鼻塞声重，不时咳嗽也。其症脉现浮缓。治以开通气逆，散外邪为宜。

治法：开天门三次　运太阳三次　清肺二百　八卦二百　分阴阳一百廿　二扇门二次　天河水二百　内劳宫二十　开胸二百　肺俞二百

伤寒证治

伤寒者，乃寒邪伤表，荣分也。其症身体发热，恶寒无汗，头疼身疼，而脉浮紧。治以解表，汗而散之即愈。

治法：运太阳三次　二扇门二次　内劳宫二十　板谷数五十　清肺二百　中冲一下　八卦二百　三关一百廿　开胸一百五　膻中五十　肺俞二百

感冒夹食证治

小儿平日饮食无节，内伤停滞，外复为风寒所感，故成是症也。其症发热憎寒，头疼恶食，嗳臭吐酸，便秘尿涩，腹热膨胀也。治以双解法，外则表散，内则利下，外无余邪，内无滞热，则自痊矣。

治法：运太阳三次　二扇门二次　清肺二百　清胃一百廿　大肠二百　八卦二百　板门五十　中脘一百　开胸一百廿　腹脐二百　肺俞二百

感冒夹热证治

小儿脏腑素禀多热，今复为风寒所伤，风热相搏，则火邪愈盛，故其现症有面赤唇焦，口鼻干燥，憎^①寒壮热，口渴饮冷，心神烦躁，谵语狂妄，二便秘涩。治宜散其风寒，更兼泄其滞热，须用双解，则表里清而病痊矣。

治法：运太阳三次　二扇门二次　清肺心胃各二百　利水二百　大肠一百　八卦二百　板门五十　中脘二百　腹脐二百　泄龟尾一百廿

感冒夹惊证治

小儿感冒邪气未解，复为惊异所触，故见心惊胆怯，睡卧不安，身热烦躁，面色青赤之症。先以疏解，再以镇惊为宜。

治法：清肺二百　大肠三次　二扇门二次　鸣天鼓五十　平肝二百　清心二百　内劳宫三次　八卦二百　肺心俞各一百　通天俞一百

---

① 憎：原为"增"，据《医宗金鉴》改。

·麻疹治疗门·

麻疹之现状概略

麻疹一症，为胎儿[①]之毒，伏于六腑，感天地邪阳火旺之气，自肺脾而出，故多咳嗽喷嚏，鼻流清涕，眼泪汪汪，两眼胞浮肿，面浮腮赤。身热二三日或四五日，始见点于[②]皮肤之上，形如麻粒，色如桃花。以其阳气从上，故头面愈多者为顺，鲜明似锦者亦顺。头面不出者重，红紫黯惨者重，咽喉肿痛不食者重，黑晦如煤者最凶，黑黯干枯、一出即没者不治，胸高鼻扇、张目无神者不治，鼻青粪黑者不治，牙疳臭烂者不治。

小儿或有连日发热，已有多日，其身忽现红点，状如麻疹，惟此症不外乎荣分热极，阴血沸腾，属于斑类，俗名瘄疹。如身体素日健壮，气血充足者，不治则愈。若体质素弱，气虚血弱，今则其阳热外越，而阴血内竭，中气虚弱，而肺气大伤，是以烦燥不食，身热喘嗽。此症以补脾培元滋阴利肺，或则调护相宜，尚可挽治，否则恐不易治疗也。

麻疹辨疑赋

麻虽胎毒，多带时行。气候暄热，传染而成。其发也，与痘相类；其变也，比痘匪轻。先起于阳，后归于阴，毒甚于脾，热流于心，脏腑之伤，肺则尤甚，终始之变，肾则无症。初则发热，有类伤寒，眼胞困倦而难起，鼻流清涕而不干，咳嗽少食，烦渴难安。斜[③]目视之，隐隐皮肤之下，以手摸之，磊磊肌肉之间，其形若芥，其色若丹。出见三日，渐没为安；随出随没，喘急须防。根窠若肿兮，疹而兼瘾；皮肤加[④]赤兮，疹尤加[⑤]斑；似锦而明兮，不药

---

① 儿：《医宗金鉴》作"元"。

② 于：原为"与"，据《医宗金鉴》改。

③ 斜：原为"邪"，据《医宗金鉴》改。

④ 加：《喻嘉言医学全书》作"如"。

⑤ 加：《痘疹金镜录》作"夹"。

而愈；如煤而黑兮，百无一全①。疮疹既出，调理甚难，坐卧欲暖，饮食宜淡；咳嗽痰涎，贪食②酸咸；忽生喘急，肺受风寒；心肺③火灼，口舌生疮；肺胃蕴热，津液常干。有此变症，治法不同，微汗毒解，热势少凶，二便清调，气行无壅。腠理拂郁兮，即当发散；肠胃秘结兮，急与疏通。鼻衄者不必忧治，邪从衄解；自利者不必遽止，毒以利松。麻后多痢兮，热毒移于大肠；咳嗽喉痛兮，痰气滞于心胸。口渴心烦，法在生津养血；饮食减少，治宜调胃和中。诸症无常，临时通变。此则麻之大旨，妙用存乎一心。

麻疹轻重不治要诀

或热或退，五六日而后出者轻；淡红滋润，头面匀净而多者轻；发透三日而后没者轻。头面不出者重；红紫暗燥者重；咽喉肿痛不食者重；冒风没早者重；移热大肠变痢者重。黑暗干枯，一出即没者，不治；鼻扇口张。目无神者，不治；鼻青粪黑者不治；气喘心前吸④者不治；麻后牙疳臭烂者不治。

麻疹轻重辨别

麻疹出时非一端，而有轻重之分，临时须要详察。若气血和平，素无他病者，虽感时气，而正能制邪，故发热和缓，微微汗出，神气清爽，二便调匀，见点则透彻，散没不疾不徐，为轻而易治者也。若素有风寒食滞，表里交杂，一触阳邪火旺之气，内外合发，而正不能制邪，必大热无汗，烦燥口渴，神气不清，便闭尿涩，见点不能透彻，收散或太紧速，则为重而难治者也。

麻疹主治大法

凡麻疹出贵透彻，宜先用表发，使毒尽达于肌表。若过用寒凉，冰伏毒热，则必不能出透，多致毒气内攻，喘闷而死（《医宗金鉴》死作毙）。至若

---

① 全：《痘疹金镜录》作"痊"。
② 贪食：《痘疹金镜录》作"不禁"。
③ 心肺：《痘疹金镜录》作"心脾"。
④ 吸：《喻嘉言医学全书》作"喘"。

已出透者，又当用清利之法（《医宗金鉴》法作品），使内无余热，以免疹后诸症。且麻疹属阳，热甚则阴分受伤，血为所耗，故没后须以养血为主，可保万全。此首尾治疹之大法，至于临时权变，因症施治，惟神而明之而已。

治法：清心肺各二百　补脾一百　清胃二百　补肾一百廿　八卦二百　内劳宫五十

外用疏表法：运太阳五十　三关一百五十　天河水一百五十　肘池五十　通天二百　开胸二百

麻疹未出证治

麻疹一症，非热不出，故欲出时身先热也。表里无邪者，热必和缓，毒气松动，则易出而易透。若兼风、寒、食、热诸症，其热必壮盛，毒气郁闭，则难出而难透。治以宣毒发表为宜。

治法：开天门五十　运太阳三次两次　二扇门二次　中冲一次　内劳宫三次三关二百　肘池三次　四横纹一次　开胸一百廿　中脘二百　肺俞二百　通天一百廿外用疏表法。

瘟癍疹痧证治

伤寒发疹、痧、癍，皆因汗下失宜，外邪复郁，内热泛出而成也。惟时气传染，感而即出，亦犹疫之为病，烈而速也。发于卫分则为痧，卫主气，故色白，如粟[①]也。发于荣分则为疹癍，荣主血，故色红，肤浅为疹，深重为癍。癍形如豆，甚则成片连连。痧疹之色红者轻，赤者重，黑者死，此以色辨热之浅深，验死生也。若其色淡红稀暗者，皆因邪在三阳，已成癍疹，由外入里，邪从阴化，或过服凉药所致，为阴癍、阴痧、阴疹，法当从阴寒治也。癍出未透，表热轻[②]者，则发散之；表热重者，宜发散而清之；已透者，则以清热为宜。疹痧初起，表里不清，则以外表内清之法治之。因症施治，庶不误矣。

---

① 粟：《医宗金鉴》作"肤粟"。
② 轻：据《医宗金鉴》补。

治法：

发散：肺经一百　分阴阳二百　二扇门二次　运太阳三次　疏表法

内清：心肝脾肺各一百廿　运八卦二百　明月二百　外八卦一百廿　天河水二百　开胸、膻中、中脘各一百　肺俞一百五十　通天俞一百

瘟疫证治

瘟疫一症，乃天地之厉气流行，沿门阖户，无论少老强弱，触之者即病。盖邪气自口鼻而入，故传染之速，迅如风火。但毒有在表、在里、在阴、在阳之分，其或发、或攻、或清，当因春风、夏热、秋凉、冬寒之四时各异，随人虚实，量乎轻重以施治也。古法皆以攻毒为急者，以邪自口鼻而入，在里之病多故也。治以发而攻下之为宜。

治法：施术前先用通关散。

开天门五十　掐七门一次　天柱骨五十　运太阴五十　十王一次　精威一次　八卦二百　板谷数三十　天河水二百　内外关间使各一百　关冲一次　肺俞二百

伤暑证治

小儿伤暑，谓受暑复感风寒也。其症发热无汗，口渴饮水，面色红赤，干呕恶心，或腹中绞痛，嗜卧懒食。治以内清外散之法也。若正气虚弱，当补正除邪为宜。

治法：

外散法：太阳三次　二扇门二次　内劳五十　疏表法

内清法：清心脾肺胃各一百五十　八卦二百　明月天河各二百　外八卦二百　乳旁一次　中脘二百

补正除邪：补脾二百　三关二百　一窝风数卅　八卦二百　中脘一百　肺俞一百　通天一百

·霍乱治疗门·

霍乱总括

霍乱者，乃风寒暑饮之杂邪为病，卒然挥霍变乱，心腹大痛，吐泻交作也。其能吐能泻者，谓之湿霍乱。夫暑饮虽盛，若已经吐泻，其邪即散，故易治也。苦欲吐不能，欲泻不能者，谓之干霍乱。盖寒盛则凝，既不吐泻，则邪无去路，故病多不救也。

湿霍乱证治

湿霍乱者，乃暑饮合邪也。其症吐泻不已，肚腹疼痛，口渴引饮，胸膈膨闷。因症施治，则暑饮之邪既清，而霍乱之症立愈矣。临证宜详辨之。

治法：补脾、清胃各一百　左右端正各二次　八卦二百　利水二百　一窝风数五十　板门三次　内外间使一百　总心经一次　中脘二百　气海三下　通天一百五十

干霍乱证治

干霍乱者，乃寒暑凝结，欲吐不吐，欲泻不泻，腹中绞痛，俗名绞肠痧病也。治者当分寒暑，如烦渴大饮者为热，以清之为宜。若厥逆不渴者属寒，以温补为宜。

治法：

清热：运五经一百　清胃二百　大肠一百廿　间使一百　天河水二百　泄脐二百　反天二百

温补：补脾一百　清胃二百　八卦二百　三关二百　间使一百　中脘一百　泄脐一百　反天一百

·痢疾治疗门·

痢疾总括辨别

痢之为症，多因外受暑湿，内伤生冷而成。伤于气者色多白，以肺与大肠为表里也。伤于血者色多赤，以心与小肠为表里也。里急者，腹窘痛也；后重者，频下坠也。又有寒痢、热痢、时痢、噤口痢之别，医者须详察之。

寒痢证治

寒痢者，寒冷伤胃，久痢不已，或脏气本虚，复为风冷所乘，伤于肠胃，故痢时肠鸣切痛，面唇青白，口虽渴喜饮热，此里寒虚[①]之症也。

治法：补脾胃三百　大肠二百　清肺一百　八卦二百　一窝风数卅　板门五十　三关二百　腹阴阳二百　泄脐二百　通天一百　龟尾一百

热痢证治

热痢者，皆因湿热凝结于肠胃，以致腹中窘痛，频频下痢，尿短色红，舌赤唇焦，喜冷饮水，此里热之症也。

治法：清胃二百　大肠二百　清肺一百五十　八卦二百　一窝风数卅　明月二百　板门五十　六腑二百　开胸一百廿　泄脐二百　肺俞一百　龟尾一百　通天一百

时痢证治

时痢者，乃痢疾时复感时气也。身热无汗，遍身疼痛，热为邪束，频作呕逆也。

治法：开天门五十　太阳三次　二扇门二次　内劳宫五十　三关一百　肩井

---

① 虚：据《医宗金鉴》补。

琵琶一下　右端正二次　板门三次　天河水二百　乳旁一次　泄脐二百　通天一百
龟尾五十

噤口痢证治

噤口痢一症，乃火毒冲胃而成。其症脉大身热，不能饮食，舌赤唇红，惟喜饮冷也。

治法：清胃三百　八卦二百　大肠二百　明月二百　清心肺各一百廿　清肾一百　六腑二百　外八卦一百五十　二人上马一次　开胸一百　泄脐三百　肺俞一百　龟尾五十

·疟疾治疗门·

疟疾总括辨别

疟疾者，多因夏伤于暑，其气舍[①]于荣内，至秋复感寒风，则荣卫合邪而成疟。发时或寒或热者，阴阳相并也。每日作者，因初病邪气尚浅，伏藏于荣，随经络而行故也。其间日作者，因邪已深入脊膂间，伏藏于冲脉故也。其昼发者，因邪在三阳之浅；夜发者，因邪在三阴之深。疟将退者，亦由夜而昼，由日间而至每日，此为去阴就阳，由深而浅，其病欲已也。治者须详细分别可也。

寒疟风疟证治

寒疟者，先寒后热也。因先伤于寒，后伤于风，寒多热少，身无汗者，谓之寒疟。治以发散汗之即愈也。

治法：太阳三次　二扇门二次　商阳一次　靠山一次　中指根一次　八卦二百　肺俞二百

风疟者，先热后寒也。因先伤于风，后伤于寒，热多寒少，身有汗者，谓之风疟。治以散风定疟为宜。

治法：靠山一次　后溪一次　商阳一次　合谷一下　中指根一次　八卦二百　开胸一百　肺俞一百

食疟证治

食疟者，因食而病疟也。由小儿饮食无节，复受风暑之气，以致寒热交加，胸腹膨胀，闷塞不通，面黄恶食也。治以开胸导积之法。果能因症调理，则积滞清而疟渐退矣。

---

① 舍：原为"合"，据《医宗金鉴》改。

治法：补脾_{二百}　清胃_{一百五十}　八卦_{二百}　板谷_{数卅}　二人上马_{一次}　外八卦_{一百五十}　天河水_{二百}　开胸_{二百}　中脘_{二百}　泄脐_{二百}　肚角_{五下}　通天_{一百}

疟痰疟饮证治

疟痰饮一症，因小儿素有痰饮，复因外邪凝结脾胃，故呕逆也。若疟疾或经汗下之后，表里无证，宜以清脾。或痰盛，再以利痰。总之，察虚实、辨寒热为要也。

治法：清脾肺_{各二百}　八卦_{二百}　靠山_{一次}　按弦搓摩_{一次}　天河水_{二百}　五指节_{一次}　右端正_{二次}　板门_{三次}　开胸_{一百}　膻中_{五十}　中脘_{一百}　肺俞_{一百廿}

·咳嗽治疗门·

咳嗽总括辨别

《病机式要》云：咳嗽谓有声有痰，因肺气受伤，动乎脾湿而然也。咳谓无痰而有声，肺气伤而不清也。嗽谓无声而有痰，脾湿动而为痰也。二者虽俱属肺病，然又有肺寒、肺热之分，食积、风寒之别，治者宜详辨之。

肺寒咳嗽证治

寒嗽者，因平素肺虚，喜啖生冷，以致寒邪伤肺，发为咳嗽。其症面色㿠白，痰多清稀，鼻流清涕。治以补脾益肺，则痰自化矣。

治法：补脾肺各三百　八卦二百　中指根一下　靠山一下　三关二百　池肘五十　开胸二百　肺俞二百　通天俞一百

肺热咳嗽证治

肺热嗽一症，乃火热熏扰肺金，遂致频频咳嗽，面赤咽干，痰黄气秒，多带稠黏也。治以清热开胸化痰为宜。

治法：清脾肺各二百　八卦二百　明月二百　中指根一下　靠山一下　六腑二百　外八卦一百廿　天河水二百　开胸一百五十　中脘一百　肺俞二百

食积咳嗽证治

食积痰嗽者，因小儿食积生痰，热气熏蒸肺气，气促痰壅，频频咳嗽也。治以导积化痰为宜。

治法：补脾二百　清胃一百　清肺二百　八卦二百　四横纹一次　板谷五十　中指根一下　靠山一下　天河水二百　开胸二百　中脘二百　肺俞二百

风寒咳嗽证治

风寒咳嗽，因小儿脱衣，偶为风寒[①]所乘，肺先受邪，使气上逆，冲塞咽膈，发为咳嗽，嚏喷流涕，鼻塞声重，频吐涎痰[②]也。治以解表除邪、清肺化痰为宜。

治法：二扇门二次　内劳宫卅　运太阳卅　中冲一下　清肺二百　八卦二百中指根一下　靠山数廿　四横纹一次　天河水二百　开胸一百廿　肺俞一百

---

① 风寒：《医宗金鉴》作"风冷"。
② 风寒：《医宗金鉴》作"痰涎"。

·喘症治疗门·

喘症总括辨别

喘症即呼吸气出急促者，谓之喘急。外候抬肩欠肚，若更喉中有声响者，谓之哮吼。然致病之原不一，如气粗肚满痰稠，便硬而喘者，此实热也；气乏息微，不能续息而喘者，此虚邪也。其中有风寒郁闭而喘者，又有痰饮壅逆而喘者，更有马脾风一症，最为急候。治者须分别详明，则施术如响矣。

火热喘急证治

火热喘急者，即火邪刑金作喘也。症多口干舌燥，面赤唇红作渴也。因于肺热、胃热之故也。治以清而泻之为宜。

治法：清胃肺各三百　八卦二百　明月二百　四横纹二次　十王一次　大横纹一次　天河水二百　外八卦二百　开胸二百　腹阴阳一百　肺俞二百

肺虚作喘证治

虚喘之症，或因久病之后，或过服寒剂，或吐泻以后，忽然气急，似喘非喘，气乏声音短小，名为短气。短者断之基，气将绝也，速宜挽救，治以大补之法为宜。

治法：补脾三百　清胃一百　温肺二百　八卦二百　四横纹一次　板谷五十　中指根一下　靠山一下　三关二百　开胸二百　中脘二百　肺俞二百

风寒喘急证治

风寒喘一症，盖肺主皮毛，一受风寒，内闭肺气，则气逆不降，呼吸气急，故作喘也。发热恶寒，无汗，面赤唇红，鼻息不利，清便自调，邪在表也，宜发散之而愈。

治法：太阳三次　内劳宫三次　二扇门二次　中冲一下　四横纹一次　板

门五十　明月二百　外八卦一百五十　内八卦二百　天河水二百　清肺二百　膻中一百　肺俞一百

痰饮喘急证治

痰饮喘者，即小儿痰饮作喘，症因滞痰壅塞而气逆也，其音如潮响，声如拽锯。此症须急攻其痰、顺其气、清其肺、利其膈也。

治法：清脾肺各二百　八卦三百　四横纹二次　双凤展翅一次　五指节二次　天河水二百　开胸二百　脘脐上下一百　气海三下　精灵二下　肺俞二百

马脾风证治

马脾风俗传之名，即暴喘是也。因寒邪客于肺俞，寒化为热，闭于肺经，故胸高气促，肺胀喘满，两胁扇动，陷下作坑，鼻窍扇张，神气闷乱。初遇之，急攻其痰而下之，倘得气开[①]，其喘自止。如儿生百日内见此症者，病多不救。

治法：精威数卅　二人上马数卅　靠山数卅　四横纹二次　板谷五十　清肺三百　八卦三百　泄胸二百　膻中二百　通天一百　腹阴阳一百　肺俞二百

---

① 开：原为"升"，据《医宗金鉴》改。

·痰症治疗门·

痰症总括辨别

痰症者，水谷所化之津液不能四布，留于胸中而成者也。多因饮食无节，或伤以乳食，或过食厚味，脾胃不能运化而生。若阴气素盛，则化而为饮；阳气素盛，则化而为痰。稠黏黄色，涩滞难出，谓之燥痰；清稀色白，滑而易出，谓之湿痰。二者或宜清润，或宜清利，治各不同也。

燥痰证治

燥痰者，痰因火而动[①]也。火盛则痰多燥黏，气逆喘咳，夜卧不安，面赤口干，小便黄赤。治以清肺顺气化痰为宜。

治法：清脾肺各二百　八卦三百　四横纹一次　利水一百廿　明月二百　外八卦二百　板谷五十　中指节一下　开胸二百　精灵一下　膻中一百　肺俞二百　天河水二百

湿痰证治

湿痰者，因小儿过食生冷油腻之物，有伤脾胃，遂致脾土虚湿，不能运化而成此症。湿痰滑而易出。因脾虚不运，故懒食；脾主四肢，故倦怠嗜卧；脾属土，故面色多黄。治以补脾利肺。调治合宜，而痰自化矣。

治法：补脾胃三百　清肺二百　八卦二百　运水入土一百　靠山一下　三关二百　池肘五十　开胸二百　膻中一百廿　肺俞一百五十　通天俞一百

---

① 动：原为"旺"，据《医宗金鉴》改。

·淋症治疗门·

淋症总括辨别

小儿淋症，或因风寒袭入，或因湿热下移，乘入膀胱，以致水道涩滞，欲出不出，淋漓不断，甚至窒塞其间，令儿作痛，然必辨其为寒、为热、为石、为血，分别治之，则水道宣，淋自愈矣。

寒淋证治

寒淋者，皆因风寒乘入膀胱，致下焦受冷，遂成寒淋。其候小便闭塞，胀痛难禁，不时淋漓，少腹隐痛。须治以温热利水之法，其淋自愈也。

治法：补肾二百　清心与小肠各一百　利膀胱二百　三关二百　八卦二百　板门三次　运水入土二百　腹脐一百　掐肾经数廿　通天俞一百

热淋证治

热淋者，膀胱蓄热而成也。小便不通，淋漓涩疼，少腹胀满，引脐作痛，或大便秘结。治以清热导赤，清利膀胱，则淋即愈矣。

治法：清肾二百　利膀胱二百　大肠二百　清心与小肠各二百　明月二百　八卦二百　板谷五十　天河水二百　泄脐一百五十　泄龟尾一百

石淋证治

石淋者，逢溺则茎中作痛，常带沙石之状，因膀胱蓄热日久所致。正如汤瓶久经火炼，底结白碱也。治以清小肠、泄膀胱之热为宜。

治法：清肾三百　清膀胱二百　清心与小肠各二百　大横纹一次　掐肾经一下　天河水一百廿　八卦二百　明月二百　外八卦一百　泄脐一百廿

血淋证治

血淋者，盖因心热伤于血分，热气传入于胞，日久则尿血同出，致成血淋，茎中不时作痛。治以清热导赤、泄小肠之火为宜。

治法：清肾一百　清心与小肠各二百　利膀胱二百　明月二百　天河水一百五十　大横纹一次　八卦二百　六腑一百五十　板门五十　掐肾经一下

寒疝证治 [①]

寒疝者，因小儿平日过食生冷，或久卧湿地，以致阴结于内，气滞不行，为日既久，复为风冷所束，水湿所伤，故发时囊冷结硬，牵引少腹作痛也。

治法：补脾胃二百　板门五十　一窝风数卅　心与小肠补二百泄一百　补肾二百　八卦二百　三关二百　赤凤摇头一次　中脘一百廿　气海泄五十　肾俞补一百

阴肿症治 [②]

阴肿一症，阴器者，乃诸经之总会也，因邪客于少阴、厥阴之经，湿热之气与风冷之气相搏，气不得通，故结聚而阴囊肿大。总之风盛多痒，湿盛多坠，热盛多疼。如外肾肤囊肿大，痒痛坠下，此风湿袭于下也，宜疏风散邪，兼清心与小肠之火为宜。

治法：二扇门二次　运太阳三次　内劳宫三次　心与小肠清三百　明月二百　清肾二百　天河水二百　六腑一百　外八卦一百　心俞一百　龟尾一百

---

① 寒疝证治：据目录由痰症治疗门归入淋症治疗门。
② 阴肿症治：据目录由痰症治疗门归入淋症治疗门。

·头痛治疗门·

头痛总括辨别

小儿头痛之症不一，有在表在里之分。在表者，外感风寒也，法宜疏散之；在里者，内热熏蒸也，法宜清解之。苟能调治得宜，则头痛自除矣。

风寒头痛证治

风寒头痛者，乃太阳经受邪也。其候恶寒发热，上及巅顶，下连额角，不时作痛。法宜取汗而散之则愈。

治法：开天门三次　运太阳三次　二扇门二次　中冲一下　内劳宫三次　明月一百　外八卦一百五十　开胸一百　肺俞二百　耳高骨泄三十

内热头痛证治

内热头痛者，病在阳明也。因小儿肥甘无节，胃火上炎，故发时鼻干目痛，上至头，下至齿颊，痛无定处[①]。治以清里之法即愈。

治法：运太阳三次　耳高骨泄三十　后囟三次　牙关泄揉一下　清胃二百　大肠二百　清肺一百　平肝一百　明月二百　外八卦一百廿　中脘一百　泄脐二百

---

① 下至齿颊，痛无定处：《医宗金鉴》作"下至齿，颊痛无定时"。

·腹痛治疗门·

腹痛总括辨别

小儿腹痛，其症有四：如寒痛、食痛、虫痛、停食感寒痛也。须随症施治，寒则温中，食则消导，虫则安虫，停食感寒则消散。调治合宜，其痛自止矣。

食痛证治

食痛者，皆因饮食不节，积滞不化，以致食入即痛也。其候喜饮凉水，恶食腹满，吐酸便秘。治以清热导滞利下为宜。

治法：清胃三百　大肠二百　利水二百　清肾二百　一窝风数卅　六腑三百　明月二百　板谷五十　腹阴阳一百廿　泄脐二百　泄龟尾八十　肚角十下

寒痛证治

寒痛者，多因小儿中气虚弱，复为风冷所乘，脾经受寒，不时腹痛。现证尿白，爪甲白，面多青，喜饮热，或腹满下利。治以补脾温胃，除寒止痛即愈。

治法：补脾胃二百　补肾一百　一窝风数卅　八卦二百　三关二百　板门卅　池肘廿　腹阴阳一百　腹脐二百　肚角十下

虫痛证治

虫痛者，因腹中虫痛不安，故腹中作痛。其候面色乍赤、乍青、乍白，其痛时作时止，时吐清水。切不可妄用攻下，当以温中安虫为主，其痛即除矣。

治法：补脾胃一百五十　一窝风数卅　板门五十　八卦二百　三关二百　二人上马数廿　中脘一百　肚角十下　腹脐二百　通天一百

内食外寒腹痛证治

内食外寒腹痛，因小儿内伤乳食，外感寒邪，以致寒食凝结，腹中作痛。其候发热恶食，而兼腹痛、呕吐、啼叫不已。治以清胃导滞，其痛自除矣。

治法：清胃二百　大肠一百　明月二百　一窝风数卅　右端正二下　板谷五十　外八卦一百廿　天河水二百　乳旁一下　中脘一百　泄脐二百　肚角十下

·黄疸治疗门·

黄疸总括辨别

黄疸一症，乃湿热结久外发寒热，属于肌肤而然也。其候面目遍身皆黄，甚则深黄，面如烟熏之状。其中又有阴阳之别，如面红口渴，尿赤色亮而身热者，乃脾家湿热，此阳黄也；如口不渴，而色暗黄，身冷如冰者，乃脾肾寒湿，此阴寒也。治者宜分别施治也。

阳黄证治

阳黄一症，因湿多成热，热则生黄，此所谓湿热症也。其必身热烦渴，或燥扰不宁，或消谷善饥，或小便热痛，或大便秘结，其脉实而有力，此症不拘外感风湿，内伤饮食，皆能致之。但察儿之元气尚强，脾胃无损，而湿热果盛者，治以清火邪，利大小便为宜。

治法：清胃三百　利水二百　明月二百　五经一百　人中一下　内劳宫五十　泄脐二百

阴黄证治①

阴黄一症，全非湿热，而总由气血亏败。盖气不生血，所以血败，血不华色，所以色败。凡病黄而绝无阳症阳脉者，便是阴黄，或因大病之后，或脾胃久亏，故脾土之色，自现②于外。其症喜静恶动，喜暗畏明，神思困倦，言语轻微，畏寒少食，四肢无力，或大便不实，小便如膏，此皆阳虚之候，与湿热发黄者，反如冰炭。如非速救元气，大补脾胃，终无复元之理也。

治法：补脾胃五百　补肾三百　人中二下　八卦二百　运水入土二百　三关二百　二人上马数廿　开胸一百　腹阴阳一百　肚角十下　补脐二百

---

① 阴黄证治：据目录补。
② 现：原为"视"，据《幼幼集成》改。

·水肿治疗门·

水肿总括辨别

小儿水肿，皆因水停于脾、肺二经。水停胸中则喘，水停膈下则胀。其间所肿部位，不可不察，如肿在腰以上者，属风，法宜发汗；肿在腰以下者，属湿，法宜利水；有通身上下皆肿者，系风湿两伤，法宜汗利兼施。肿而喘不得卧，宜逐肺饮；肿而胀满便秘，宜攻脾水。肿从腹起至四肢者，可治；肿从四肢起至腹者，不可治。然又有阳水、阴水之分，宜详别焉，阳水属实，法宜攻泄；阴水属虚，法宜温补。应症而施，自无不效也。凡肿症，百日内忌盐酱为要。

风水肿证治

风水肿者，上身肿也，头面、肩臂至腰间皆肿也。病在^①外感风邪，法宜发汗则愈。

治法：二扇门二次 内劳宫卅 中冲一下 运太阳卅 补脾清胃各二百 八卦二百 板谷卅 三关一百五十 天河水一百廿 膻中二百 肺俞二百

湿水肿证治

湿水肿者，下部^②肿也，腰脐至两足皆肿也。病因脾经湿热而成，急用利水之法，外用贴脐法则渐愈。

贴脐法：巴豆四钱，去油 水银粉二钱 硫黄一钱

上研匀成饼，先用新棉一片，包药布^③脐上，外用棉缚时许，自下恶水。三五次，去药以粥补住。

---

① 在：《医宗金鉴》作"因"。
② 部：《医宗金鉴》作"身"。
③ 布：原为"包"，据《医宗金鉴》改。

治法：补脾胃二百　八卦二百　利水三百　清心与小肠各二百　三关一百　腹脐二百　通天一百

风湿肿证治

风湿肿者，通身肿也，头面手足皆肿也。得病之由，内停湿饮，外感风邪、风湿①，水道不利，外攻肌表，因而作肿②也。治以疏散、利水为宜。

治法：运太阳卅　开天门五十　内劳宫卅　人中一下　二扇门二次　清心与小肠二百　利水三百　掐肾经一次　天河水一百　腹阴阳二百　腹脐二百　膀胱俞二百

阳水肿证治

阳水肿者，因小儿湿热内郁，水道阻塞，外攻肌表，以致外肿内胀，发热口渴，心烦，小便短赤，大便秘结。法当清热泄水，不可少缓。

治法：清胃二百　分阴阳二百　清心与小肠二百　利膀胱三百　明月二百　八卦二百　掐心经一下　外八卦一百　运土入水一百　人中一下　六腑二百　腹脐二百　膀胱俞二百

阴水肿证治

阴水肿者，因脾肾虚弱也，脾虚不能制水，肾虚不能主水，以致外泛作肿，内停作胀。若二便不实，身不热，心不烦者，治以补脾肾为主，本固则肿消而邪除矣。

治法：补脾肾各三百　人中一下　运水入土二百　小天心一百　八卦二百　三关二百　池肘五十　开胸一百　中脘一百　膈俞二百　通天俞一百

---

① 风湿：《医宗金鉴》作"风湿相搏"。
② 肿：原为"痛"，据《医宗金鉴》改。

·腹胀治疗门·

腹胀总括辨别

腹胀之病，脾胃二经土之。有虚有实，宜分别①焉。虚者因久病内伤其脾，实者因饮食停滞。胃虚则补，脾实则消导。调治合宜，其胀自渐除矣。

虚胀证治

虚胀者，凡小儿久病脾虚，或吐泻暴伤脾气，健运失常，所以饮食不化，食少腹即胀满，精神倦怠，面黄肌瘦，此虚胀也。治以补脾消胀为宜。

治法：补脾胃四百　大肠二百　补肾二百　板门八十　八卦二百　二人上马数五十　三关二百　腹阴阳一百　脘脐各二百　脾胃俞二百　通天俞一百

实胀证治

实胀者，因小儿饮食过度，停滞胃中，以致腹胀，大便不利，身体潮热，心烦口渴，形气壮实，此实胀也。治以清脾胃、利二便兼导滞为宜。

治法：清胃三百　清肾与膀胱三百　板谷八十　八卦二百　明月二百　外八卦一百廿　天河水二百　中脘二百　泄脐二百　通天俞一百　膀胱俞一百

---

① 分别：《医宗金鉴》作"分晰"。

·发热治疗门·

诸热总括辨别

小儿发热，有表里虚实之异，治亦有汗、下、补、泻之殊，须观形察色，审症切脉以别之，惟在平昔讲习精详，而临证庶不致误矣。

表热证治

表热一症，因小儿外感寒邪，脉浮发热，恶风恶寒，头疼身痛无汗，此表热也。治以疏解，汗而散之则愈。

治法：开天门五十　二扇门二次　运太阳卅　内劳宫卅　三关二百　天河水一百　掐心经一次　八卦二百　开胸一百　中脘五十　肺俞一百　通天俞一百

里热证治

里热一症，因小儿肥甘过度，必生内热，以致发热蒸蒸，小便赤涩，面赤唇焦，舌燥而渴，脉实有力也。治以导滞、清热、利水为宜。

治法：清胃二百　清心肾各一百　明月二百　利膀胱二百　八卦二百　板谷五十　分阴阳二百　天河水二百　中脘一百廿　腹脐二百　膀胱俞一百五十

虚热证治

虚热者，或汗下太过，津液枯焦，或大病之后，元气受伤，皆能生热。其症困倦少力，面色青白，虚汗自出，神慢气怯，四肢软弱，手足厥冷。此气虚发厥，血虚发热，大虚症也。治以补脾温胃，大补元气，则邪热自退矣。

治法：补脾胃三百　补肾二百　八卦二百　三关二百　天河水一百　池肘五十　开胸一百　中脘一百　脾胃俞二百　通天俞一百

实热证治

实热者，因小儿脏腑积热，蕴聚于内，以致午后潮热，蒸蒸有汗，肚腹胀满，小便赤，大便难，烦渴啼叫，口舌生疮，腮颊红赤，脉洪数有力。法宜清热通利则愈。

治法：清胃三百　清心与小肠二百　明月二百　清肾与膀胱二百　八卦二百 天河水三百　六腑二百　外八卦二百　中脘一百　泄脐二百　泄心俞一百

·积滞治疗门·

积滞总括辨别

夫乳与食，小儿资以养生者也。胃主纳受，脾主运化，乳贵有时，食贵有节，可免积滞之患。若父母过爱，乳食无度，则宿滞不消而病成矣。治者当别其停乳、伤食之异，临证斟酌而施治焉。

乳滞证治

乳滞一症，因哺乳无节，停滞胃脘不化。其候睡卧不安，不时啼叫，口中气热，频吐乳片，肚胀腹热，大便酸臭也。但脏腑娇嫩，不可过攻，惟宜调和脾胃为上，以消导之为宜。

治法：清胃二百 补脾三百 板谷五十 八卦二百 明月二百 六腑二百 外八卦一百 天河水二百 腹阴阴一百 泄脐二百 泄龟尾一百

食滞证治

食滞一症，因小儿恣意肥甘生冷，杂进无度，则伤于脾，不能运化，而肠胃积滞矣。其症头温腹热，大便酸臭，嗳气恶食，烦不安眠，口干作渴也。治以导滞利便，并以节食为宜。

治法：补脾二百 清胃一百 八卦二百 明月二百 板谷五十 天河水二百 外八卦一百 中脘一百 泄脐二百 脾俞一百 膀胱俞一百

癖疾证治

癖疾者，因饮食无节，渐则留滞，久则成癖，积于左胁膈膜之间，此阳明宗气所出之道也，癖疾之始作也。午后潮热，口渴饮冷，肚大青筋，渐至坚硬成块，不时作痛。治以健脾、利气、化癖，渐则自愈。

治法：补脾胃三百 四横纹一次 板谷八十 八卦二百 二人上马数五十 三关一百 天河水二百 池肘五十 腹阴阳三百 腹脐一百 中脘一百

·汗症治疗门·

汗症总括辨别

汗乃人之津液，存于阳者为津，存于阴者为液，发泄于外者为汗。若汗无故而出者，乃因阴阳偏胜也。如小儿无因而汗自出者，谓之自汗。自汗属阳，有虚实之别。虚者汗出翕翕，发热恶寒，乃表虚也；汗出蒸蒸，发热不恶寒，乃里热也。表虚者，法宜固表；里实者，法当攻热。又有睡则汗出，觉则汗止，谓之盗汗。盗汗主阴虚，然当分心虚不固，心火伤阴也，心虚当补心，心热当凉血。治者宜详辨之，庶不致误矣。

自汗证治

自汗一症，夫心之所藏，在内者为血，在外者为汗。盖汗乃心之液，自汗之症，未有不由心肾虚而得之者。然阴虚阳[①]必凑之，故发热而自汗；阳虚阴必凑之，故发厥而自汗，是皆阴阳偏胜所致也。或因肤腠未密，重衣厚被，致内脏生热，热搏于心，故心液不能自藏而汗出也。治以补心脾之不足，并和阴阳为宜。

治法：补脾三百　补心肾各二百　分阴阳二百　八卦二百　运水入土二百　池肘五十　三关一百　脾胃俞一百　心俞一百　肾俞一百

盗汗证治

盗汗一症有二，虚实两分也。致心虚[②]，阴气不敛之故也，睡则多惊汗出，醒则汗止也。治以补心脾固表为宜。

治法：补脾三百　补心肾二百　八卦二百　三关二百　斗肘卅　分阴阳二百　膻中五十　中脘五十　脾胃俞二百　肾俞二百

---

① 阳：原为"汗"，据《幼幼集成》改。
② 致心虚：《医宗金鉴》作"心虚者"。

·失血治疗门·

失血总括辨别

经曰：营者，水谷之精也，调和五脏，洒陈于六腑，乃能入于脉也。生化于脾，藏受于肝，总统于心，宣布于肺，施泄于肾，流于周身躯壳之内，靡不出此。凡吐血者，荣卫之气逆也。盖心者，血之主；肺者，气之主。气主煦[①]之，血主濡之，荣养百骸，灌溉筋脉，升降有常，自然顺适。或外感于六淫，内伤于饮食，气留不行，血壅不濡，是以热极涌泄，不无妄动之患；且气有余便是火，火乘于血，得热妄行，上奔而为吐血也。故小儿吐血，因伤食者最多。盖阳明多气多血，若郁热内逼，必致荣血妄行，所以小儿吐血，属胃者十之七八。更有尚在襁褓而吐血者，多由重帷暖阁，火气熏逼，或过啖辛辣，流于乳房，儿饮之后，积温成热，热极上崩，或吐血，或衄血，或尿血，或便血者，皆有之矣。若久嗽血者，是又肺虚所致，宜补肺滋阴。肺朝百脉之气，肝统诸经之血。脾胃有伤，荣卫虚损，故血失常道而妄行。倘气虚神倦，唇无红色，切勿寒凉，宜以温补为宜，先救其脾，脾实则血止矣。血虚者，精神如旧，唇舌如常，仍以补气，气足即所以生血也。

吐血证治

吐血者，胃中积热，火逼其血而妄行，故从口吐出，宜清其胃火，使血归经。盖血属阴，阴主降。凡血症从下出者，顺；从上出者，皆逆也。

治法：清胃三百　心经二百　右端正二下　板门五十　八卦二百　三关一百　通天俞一百

---

① 煦：原为"嘘"，据《幼幼集成》改。

鼻血证治

鼻血者，脾热传肺，虚火上炎，血行清道，故血从鼻出，宜以温补为适宜也。

治法：补脾三百　补肺三百　后溪一下　八卦二百　三关一百　天河水二百　肺俞二百

咳嗽吐血证治

有咳嗽而吐血者，此心肾水火不升降，火炎无制，肺胃枯燥，宜以滋阴降火为主。

治法：补肾三百　清心二百　清肺一百　八卦二百　靠山廿　右端正二下　肺俞一百　开胸一百

便血证治

大便下血，皆因小儿恣食肥甘，致生内热伤阴络也。若血色暗①而浊，肛门肿痛，先血后粪，此为近血，名曰脏毒；若血鲜而清，腹中不痛，先粪后血，此为远血，名曰肠风。脏毒肛门每多肿痛，初起宜以消导之为宜。如便血日久，脉微气血弱者，应以扶元补气为宜。

治法：补脾二百　大肠二百　左端正二下　八卦二百　开胸一百　腹脐二百　龟尾一百

诸血简便方

凡吐血、鼻血，低头掬损肺脏而吐血，以及上下一切血症，用百草霜扫下，研为细末，以糯米煎汤，大人每服三钱，小儿每服一钱，米饮调服，三服立愈。百草霜须乡间烧茅草锅底取之，烧柴炭者不用。

———————————

① 暗：《医宗金鉴》作"黯"。

凡鼻血如注，顷刻流至数升，无药可解，急将患者头发解开，将发稍浸新水盆内，良久血即止，止后仍以凉血清火之法治之。至浸发亦不可过久，只问病者心内觉有凉气即止，久则凉冷入心，恐生别证。至神至奇，此可治稍大之儿，乳子无发可浸。

又治鼻血不止，用大蒜一枚，去皮研如泥，做饼子如钱大，左鼻出贴左足心，右鼻出贴右足心，两鼻俱出贴两足心，立时即止，即以温水洗去之。

又方，以乱发烧灰吹鼻；又以线扎中手指根，右鼻出扎右，左鼻出扎左；又以栀子烧灰①，研末吹鼻内。

又方，治鼻血，以韭菜捣汁一杯，童子小便一杯，和匀温暖服之，血散火降，立时即止。盖韭菜散血，童便降火故也。

大便泻血，用乱油发、鸡冠花、侧柏叶俱烧灰，三味等分，研极细末，每服一钱，酒水调服。

又方，用霜后干丝瓜烧灰存性，研末，每服一钱，酒调空心服。

下血，危笃不可救者，用干丝瓜一条，烧灰存性，研末听用，槐花烧灰存性，研末听用，服时每服以丝瓜末一钱，槐花末五分，共研匀，米饮调，空心服。

小儿小便血淋，用鸡屎尖白如粉者，炒极焦，研末，每五分，酒调，空心服。

小儿尿血，乌梅烧灰存性，研为细末，每次一钱，米饮调下。

---

① 烧灰：原为"灰烧"，据《幼幼集成》改。

·杂症治疗门·

二便秘结证治

二便秘结一症，多因乳食停滞生热，结于肠胃，以致二便秘结。其候舌干口渴，面赤唇焦也。治以泄热利便为主。

治法：补脾二百　清胃一百　利水一百　六腑二百　明月二百　中脘一百　泄脐二百　泄尾一百

气虚脱肛证治

脱肛一症，因泻痢日久，中气下陷，肠胃薄瘦，遂令肛门滑脱不收。现证面色青黄，指稍冷，脉沉细，唇色淡白。宜温补为主，外以涩肠散掺之，则气升肛涩^① 而肠自收矣。

涩肠散：诃子　赤石脂　龙骨各等分，煅

上为细末，用腊茶调敷和药，掺肠头上，绵帛揉入，如下则再揉，其效。

治法：补脾胃三百　补肺二百　八卦二百　补肾二百　三关二百　补脐一百　补尾一百

龟胸证治

龟胸一症，多因小儿饮食不节，痰热炽盛，复为风邪所伤，风热相搏，以致肺经胀满，攻于胸膈，高如覆杯。现证咳嗽喘急，身体羸瘦。治宜清肺化痰，除其壅滞，肺热清而胀满自除矣。

治法：清肺三百　补脾三百　八卦二百　靠山卅　四横纹一次　开胸三百　肺俞二百

---

① 涩：原为"湿"，据《医宗金鉴》改。

龟背证治

龟背者，因婴儿坐早，被客风吹入脊膂，遂致伛偻曲折，背高如龟，往往为终身痼疾。治以补肾和血为宜。

治法：补脾肾各三百　赤凤摇头一次　八卦二百　三关一百　肺、心、通天俞各一百

五软证治

五软者，谓头项软、手软、足软、口软、肌肉软是也。头软者，项软无力也；手足软者，四肢无力也；肉软者，皮宽不长肌肉也；口软者，唇薄无力也。此五者，皆因禀受不足，气血不充，故骨脉不强，筋肉痿弱。治宜补脾肾、扶元气为主，补其后天羸弱，渐次调理，而五软自强矣。

治法：补脾肾各五百　三关三百　八卦二百　开胸一百　脘脐各一百　脾、肾、通天俞各一百

五迟证治

小儿五迟之症，多因父母气血虚弱，先天有亏，致儿生下筋骨软弱，行步艰难，齿不速长，坐不能稳，要皆肾气不足之故。治以大补脾肾，培元固本，渐则自愈。

治法：补脾肾五百　八卦二百　斗肘卅　三关卅　开胸一百　腹阴阳一百　通天俞一百

鹤膝风证治

小儿鹤膝风，多因禀赋不足，血气不荣，肌肉削瘦，遂致骨节外露，筋脉挛缩，股渐细小，而膝盖愈大，要皆肾虚不能生精髓之故也。治以补脾肾、扶元阳为主，庶气血充而症自愈矣。

治法：补脾肾五百　三关二百　八卦二百　斗肘卅　腹阴阳一百　脾、肾、通天俞各一百

解颅证治

解颅者，乃囟大骨缝不合也。盖肾生髓，脑为髓海，肾气有亏，脑髓不足，亦如花木无根。现证面色㿠白，形体瘦弱，目多白睛，悲愁少笑。治宜扶元培本，补养肾气为主，外用封囟散摊贴之，则精血稍充，或叮转危为安也。

封囟散：柏子仁　防风　天南星各四两

上为细末，每用一钱，以猪胆汁调匀，摊在绯绢帛上，看囟大小剪贴，一日一换，不得令干，时时以汤润动。

治法：补脾肾各五百　三关三百　赤凤摇头一次　腹阴阳一百　脾、肾、通天俞各一百

囟陷证治

小儿脏腑有热，或渴引水浆，或得之寒暑，致泻痢，久则脾气虚寒，不能上充脑髓，故肾陷成坑，名曰囟陷。现证面目青黄，四肢逆冷，六脉沉缓，神气惨淡。治以温中补脾，固本益气为主，外用乌附膏摊贴于陷处，极效。

乌附膏：雄黄二钱　川乌　附子各五钱，生

上为细末，用生葱和根叶细切杵烂，入前药末同煎，做成膏，每日空心贴陷处。

治法：补脾胃各五百　运五经一百　运水入土二百　三关二百　八卦二百　脾肾俞各一百

中恶证治

小儿神气未充，一为邪恶所触，何能主持？自然神魂离舍，目闭面青，闷乱不省人事。治以急救利窍以除其邪，外以皂角末开通其闭，嚏出则气通而苏矣。

治以急救法，外以通关散，得嚏则愈。

学员毕业后，规则列下，以资遵守。

（一）业医原以慈善为宗旨，救恤疾苦为当尽之义务。门诊出诊，遇有贫苦无力，其医例准予酌减，或赤贫者，医例即可全免，以济贫困。

（二）诊病规则，均有定例，可标明悬挂医室内，不得恃医敲诈，以重医务之声誉。

（三）出诊遇有疾病，可随请随到，不得托词迁延，以资救急，而重慈幼。

（四）凡行医在五年以上，学有经验及素有声誉者，如愿设所传习，始准呈请登记。不愿者，听。

（五）讲义乃本人心血之结晶，得有专利①著作权。如学员或有自愿设所传习者，但此讲义以内之各门、各类、各段，不得重为翻印，违者必究。

---

① 利：原为"力"，据文义改。